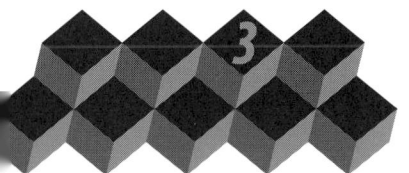

エビデンス・ベイスト心理療法シリーズ 3
Advances in Psychotherapy Evidence-Based Practice

貝谷久宣　久保木富房　丹野義彦　[監修]

児童虐待
Childhood Maltreatment

Christine Wekerle, Alec L. Miller, David A. Wolfe and Carrie B. Spindel
C・ウィカール，A・L・ミラー，D・A・ウルフ，C・B・スピンデル　[著]

福井　至　[監訳]

福井　至　矢野啓明　野口恭子　[訳]

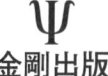

Advandes in Psychotherapy ― Evidence-Based Practice

Danny Wedding: PhD, MPH, Prof., St. Louis, MO
(Series Editor)
Larry Beutler: PhD, Porf., Palo Alto, CA
Kenneth E. Freedland: PhD, Prof., St. Louis, MO
Linda C. Sobell: PhD, ABPP Prof., Ft. Lauderdale, FL
David A. Wolfe: PhD, Prof., Toronto
(Associate Editors)

　このシリーズの基本的な目的は，日常臨床でよくみられる疾患についての実践的でエビデンスに基づく治療の手引きを，「読みやすい」方法で治療者に提供することである。このシリーズの各巻は，日常臨床で専門家が使用できる特定の疾患についての簡潔な「ハウツー」本でもあるし，かつ学生や実践指向型の生涯教育のための理想的な教育資料でもある。

　このシリーズは各巻とも同じ構成となっており，日常臨床に関係するすべての側面について簡潔にわかりやすく案内している。表や，囲み記事の形にした「臨床のツボ」，傍注，欄外に記した要旨が理解に役立ち，チェックリストは日々の実践で使用できるツールを提供している。

Childhood Maltreatment
Christine Wekerle, Alec L. Miller, David A. Wolfe and Carrie B. Spindel

Copyright©2006 by Hogrefe & Huber Publishers
Japanese translation rights arranged with Hogrefe & Huber Publishers
through Japan UNI Agency, Inc., Tokyo

監修者序文
エビデンス・ベイスド心理療法シリーズ：刊行にあたって

　米国精神医学会の年次総会は精神科医や神経科学者をはじめ，心理士，作業療法士などのパラメディカルスタッフも含めて例年約1万人前後参加する大規模な催しである。私は1988年以来海外特別会員としてほぼ毎年この学会に参加している。それは，この学会は臨床家を育て鍛える種々の機会を与えてくれるからである。まさにアメリカのプラグマチズムを象徴するかのような学会である。精神医学のすべての分野をカバーする何百という数のミーティングや講義が行われる。そのほかに，広大な会場で薬と医療機器の会社をはじめ，精神医学分野の出版社はほとんど参加するイクスヒビションも大きな魅力である。例年私はこの展示場で新しい本を探しまわる。日本にまだ紹介されていない使えそうな情報を収集する。このようにして今までに数冊の本をNPO法人不安・抑うつ臨床研究会のメンバーが中心になって翻訳刊行した。この Advances in Psychotherapy Evidence-Based Practices シリーズは昨年のサン・フランシスコの年次総会で見出した。エビデンスのある心理療法，すなわち認知行動療法の本である。

　本年，厚生労働省はうつ病の認知行動療法を保険適応とした。この数年間マスコミやメンタルヘルス関係では向精神薬療法を悪者の如く扱い，認知行動療法が最上の治療のように取り上げる傾向がある。このような極端な風潮がユーザー側にひろく流布し，軽い気持で認知行動療法を希望して医療機関に数多くの患者が押しかけている。医療機関側も時流に乗り遅れてはならないとにわかに認知行動療法を導入する施設が増えてきた。即席認知行動療法家の誕生である。新しい治療法が始まる場合はこのような状況が生じることは多少とも止むを得ないことではある。願わくば，認知行動療法の専門家が増えて患者側の要求に十分に応えられる体制ができることである。この本のシリーズの監修者3名はその他の有志とともに2006年に東京認知行動療法アカデミーを結成した。年に4回この分野の第一級の講師にお願いしセミナーを開いている。受講生の数は現在までに延べ4,000人以上に達している。このシリーズはこのような精神医療の趨向にかなったものだと思念する。

　このシリーズの総編集はサンフランシスコのアライアント大学カリフォルニア心理学学校のD. ウェディング教授になる。現在までに23巻が刊行され，将来なお11巻が予定されている。このシリーズは米国心理学会の傘下にある米国臨床心理学会の支援のもとに編集発刊されている。各巻の著者は臨床経験豊かなその分野の第一人者である。このシリーズの編集方針は，まず何よりも実務にすぐ利用できる読みやすいコンパクトな本であることである。それ故に，豊富な図表，

臨床のツボ，症例スケッチ，患者教育資料がちりばめられている。そして記載された技法や理論の基礎となる文献が豊富に引用されている。このシリーズの本は，心理療法家の頂上に立つ指導者から裾野で訓練を受けている学生まですべての人の診察室やカウンセリングルームに置かれる価値があると思う。

　このシリーズの翻訳は，3人の監修者で熟慮相談し，各分野の第一人者にお願いした。このシリーズが日本の心理療法家とりわけ認知行動療法家に広く愛読され，多くの患者から苦を取り去り，楽を与え，充実した人生が送られるよう援助していただければ監修者の望外の喜びである。

平成22年庚寅　師走

貝谷久宣
久保木富房
丹野義彦

謝　辞

　我々は，家族や保護者代わりの人，およびコミュニティーに働きかけている全ての専門家に感謝したい。また我々は，出版社に対して，特にRobert Dimbleby氏と本シリーズの編集者であるDanny Wedding氏に対して，児童虐待に興味をもっていただいたことに感謝したい。さらに，我々は人生で虐待という不運な経験をし，調査に貢献してくれ，介入方法の発展をもたらし，その経験を共有させてくれた全ての人々に感謝したい。調査は我々に介入への自信を与えてくれ，児童虐待に関する，予防や治療による回復およびその維持はもちろんのこと，症状や，機能障害，および回復力に関する継続的な評価を促進することができた。計画や医療サービス，および知識伝達調査は，臨床的に最適な意図を持ちつつも，「害を与えないこと」を介入原則としている。

　我々は，虐待の定義，用語，疫学，発生過程について考察した。本書において，本シリーズの他の巻と同様，我々は研究に注目し，エビデンスのある介入を分析した。しかし，本書が本シリーズの他の巻と違う点としては，虐待が精神障害ではないということがある。そのため，本書は**身体的もしくは性的虐待者の治療ではなく，主に児童や青年の被害者への介入**に焦点を当てた。虐待は，身体的な侵害や心理的な抑圧の程度，および変遷過程やそのタイプなどで，各種各様であり，また虐待はその加害者と子どもの関係に密につながっている。驚くことではないが，虐待に関係する心理的な障害は，軽い抑うつから重度のパーソナリティ障害や精神病にわたるまで幅広い。しかし，精神障害が児童虐待の影響をすべて説明できるわけではない。本書では，日常の機能（学校，家庭生活，友人関係，仕事など）に妨害的な影響を与える問題については，サブクリニカルなレベルも含めて考察した。我々は，発育途上にある児童青年に与える虐待の影響に関する理論やモデルを紹介している。主に現在のスタンダードな治療や，そのメカニズム，治療の妨害要因，および治療の併用効果などについても考察した。また暴力の予防や健康増進に関することも考察に含めた。

　我々は虐待を受けている子どもに最前線で治療的介入を行っている方々の，強靭さや専門知識，思いやり，そして時には救命行為に対して，尊敬の念と感謝の念を禁じ得ない。今後のために，臨床家の経験をもっと引き出せればと願っており，読者の方々から筆頭著者（wekerle@uwo.ca）にコメントを送っていただけるとありがたい。児童虐待に関しては，子どもの治療に深く感動し，また彼ら子どものすばらしい回復力に感激せずにはいられない。

　最後に，我々は我々を支持してくれた諸機関に謝意を表したい。The University of Western Ontario, Montefiore Medical Center, Albert Einstein College of Medicine, the Centre for Addiction and Mental Health and Cognitive and Behavioral Consultants of Westchesterなどである。また，我々の研究や仕事をサポートしてくれた以下の機関にも謝意を表したい。Canadian Institutes for Health Research (CIHR), Institute of Gender and Health (IGH),Public Health Agency of Canada, Canadian National Centres of Excellence Program, Canadian Centre of Excellence in Child Welfare, The Centre of

Excellence in Child and Youth Mental Health at CHEO, the Ontario Women's Health Council, the Royal Bank of Canada である。特に,「児童虐待の青年期および成人期への影響」に対する CIHR IGH の New Emerging Team 研究助成金のおかげで,我々の共同研究を行うことができた。我々は Eman Leung 氏と Chester Ylagan 氏,および Jennifer Fong 氏の優れた研究サポートに深く感謝している。最後に,我々の研究の質を高める環境を与えてくれた,家族と友人そしてすべての子どもたちに深謝申し上げる。特に,本書執筆中に生まれた Alec Miller 博士のお子さんの Ian 君の誕生を,我々は大歓迎している。

献　辞

　この本を Anne-Marie Wall 博士（1964-2005）に捧げます。Anne-Marie 博士は,アルコールに関する問題の研究者で,近年,児童虐待と配偶者間暴力の研究に取り組んでいました。彼女は,社会的学習理論の伝統を用いて,暴力の結果予期の研究や,アルコールの結果予期の研究分野を発展させました。彼女は,ヨーク大学の同僚で共同研究者であり,またウェスタンオンタリオ大学在学時には臨床心理学の同級生でした。専門家としても個人としても彼女のことは忘れられないでしょう。

目　次
児童虐待

監修者序文 ……………………………………………………………… 3
謝　辞 …………………………………………………………………… 5
献　辞 …………………………………………………………………… 6

1　概　要
児童虐待に関する問題点の概要 ………………………………………… 12
養育者に関する研究 ……………………………………………………… 14
1.1　用　語 …………………………………………………………… 16
1.2　定　義 …………………………………………………………… 20
1.3　疫　学 …………………………………………………………… 23
1.4　治療過程と予後 ………………………………………………… 26

2　児童虐待の影響に関する理論とモデル
2.1　PTSDの症状モデル ……………………………………………… 28
2.2　社会的認知的情報処理モデル ………………………………… 30

3　診断と治療的示唆
3.1　児童虐待に関連する精神医学的な障害 ……………………… 33
3.1.1　気分障害 ……………………………………………………… 33
3.1.2　自殺行動／自傷行為 ………………………………………… 33
3.1.3　不安障害 ……………………………………………………… 34
3.1.4　外傷後ストレス障害（PTSD） ……………………………… 35
3.1.5　解　離 ………………………………………………………… 37
3.1.6　行動上の問題と障害 ………………………………………… 38
3.1.7　物質使用障害 ………………………………………………… 40
3.1.8　摂食障害 ……………………………………………………… 41
3.1.9　パーソナリティ障害 ………………………………………… 42
3.1.10　症状が出ていない虐待被害者 …………………………… 43

4　治療：児童虐待の犠牲者への介入
アセスメント ……………………………………………………………… 44
4.1　治療方法 ………………………………………………………… 45
4.1.1　トラウマに焦点を当てた認知行動療法 …………………… 45
4.2　作用機序：トラウマに焦点を当てた認知行動療法の構成要素 … 45
4.2.1　子どもへの治療：コーピング・スキル・トレーニング … 46
4.2.2　子どもへの治療：認知的処理 ……………………………… 47
4.2.3　子どもへの治療：段階的曝露 ……………………………… 48
4.2.4　子どもへの治療：心理教育 ………………………………… 49
4.2.5　親への治療 …………………………………………………… 49
4.2.6　親への治療：オリエンテーション ………………………… 49

- 4.2.7 親への治療：コーピング・スキル・トレーニング ... 50
- 4.2.8 親への治療：段階的曝露 ... 51
- 4.2.9 親への治療：心理教育 ... 52
- 4.3 治療の有効性と予後 ... 52
  - 4.3.1 児童期の性的虐待に対するTF-CBTの実証的な裏付け ... 52
  - 4.3.2 児童期の身体的虐待に対するTF-CBTの実証的な裏付け ... 53
- 4.4 治療方法のバリエーションと組み合せ ... 54
  - 4.4.1 弁証法的行動療法 ... 54
- 4.5 治療における課題と問題 ... 62
  - 4.5.1 患者自身の問題 ... 62
  - 4.5.2 家族の問題 ... 63

5 症例スケッチ ... 64

6 参考図書 ... 68

7 文　献 ... 69

8 付録：ツールと資料 ... 73

監訳者あとがき ... 119

エビデンス・ベイスト
心理療法 シリーズ
Advances in Psychotherapy Evidence-Based Practice

児童虐待
Childhood Maltreatment

1 概　要

「覚えている限りでは，10歳まではひどい子ども時代だった。母が亡くなってから，全てが転がり落ちるように悪くなっていった……。葬儀があり，それから，ええと，6カ月後に兄が家に帰ってきた。兄は私たちの面倒を見てくれたが，……ある日首つり自殺をしてしまった」

「最もひどい光景は，継父が母を金槌で殴ったときだった。母の髪の毛をわしづかみにして金槌を振り下ろし，金槌があごにあたった。継父は酔って家に帰ってきた。私たちは，大きな音というか少し騒々しくステレオをつけていた。彼は家に帰ってきた途端に私を叩き，妹はすんでのところで逃げた。ステレオをつけていたのは私と妹だったと思うが，母が自分がつけていたと言ってくれた。私たちが逃げたあとに，警察が来た。その晩は誰かの人の家に泊まったと思う」

「私の両親は，体罰が正しいと思い込んでいた。その体罰は特殊なやり方だった。『ベルトをとってきなさい』という命令で始まるような儀式ばった体罰だった」

「どんな経験をしたかって，階段から落とされたり，ブーツの金属のつま先部分で蹴られたり，げんこつで殴られたり，父が何か持っていればげんこつではなくそれで殴られた。覚えている限りでは，そんなことが週に3〜4回あったと思う。最もひどかったのは，殴られて目の周りにあざができたとき，父があざのできた目に半分に切った玉ねぎを押しつけてきたことだった」(Kelly & Totten, 2002; それぞれ p.69, p.64, p.65, p.60)

「近親者による暴力は，……親密な関係が望まれる場で，怒りや恐怖が身の危険とともに訪れ，適切な注目やコミュニケーションもなく，過覚醒状態を引き起こしてしまうのである」(Lyons-Ruth & Jacobitz, 1999, p.542)。

アメリカだけでも毎週，50,000人以上の子どもに児童虐待やネグレクトが行われている可能性があると報告されている（U.S. Department of Health and Human Services, 2005）。

児童虐待は無益な，意図的で特殊な養育行動であり，結果的に子どもの心と体を傷つけてしまう。児童虐待では，完全には理解しづらい，関係性の基本的な問題が存在していることがある。児童虐待を引き起こしている感情は微妙なものであるが，発達途上の子どもの自己意識や信頼感，親密さと安心できる能力，および人生や生活に対する各種の信念をずたずたにしてしまう。例えば，自分を罰するための準備を手伝わされたり，自分の大切にしているおもちゃでぶたれたりしたらどうなってしまうだろう。親に近づくと必ず拒否され，半裸状態で外に出されたりしたらどうなってしまうだろうか。さらに，トイレやプールなどでいたずらされたら，いろいろなことが怖くなってしまわないだろうか。家人がいつ暴力的

になるかわからず，日夜危険を感じていなくてはならなかったらどうなってしまうだろう。子どもに対する間違った行為については無視してはいられない。世界中の虐待やネグレクトをされている子どもたちは，「誰か助けてくれる人はいないの？」と祈る気持ちで待っているのである。教育者，臨床家として，我々は子どもの最善の利益のために活動しなければならず，もし養育者から虐待やネグレクトをされている子どもたちがいたら，我々が何とかしてあげなければならないのである。

児童虐待は，子どもの発達に悪影響を及ぼす，狂気による行動とみなすこともできるだろう。虐待には以下のような見つけづらい逸脱が含まれていることが多々ある。つまり，歪んだ認知（例えば「私はあなたに性について教えているのだ」とか「他の国では父親は子どもとこうしている」など）や，感情の急変（例えば身体的な罰を与えた後に抱きしめるなど），および間違った理由（例えば，「ママは男の子の面倒がうまくみられないんだ」）や，特別視に関する歪んだ概念（例えば，男の子だけ誕生パーティーをしてもらえて誕生ケーキがもらえるなど），混乱した行為や言動（例えば，子どもがひとりでレゴでお城を作っているのに，自分が割って入って作りだし，「あんたがこれ作るより，あたしが作る方が大変なのよ」と言ったりする）などの歪んだ認知である。これまでの研究では，児童虐待の見つけづらさや，破壊的な影響，およびサディスティックな要素などについて，十分には理解できていなかった。またこれまでの研究では，虐待されたことを打ち明け，トラウマを解決していくには，一生かかってしまうということもわかっていなかった。虐待されたりネグレクトされたりすることを子どもたちは望んでいないし，子どもたちがされて当然のことでもなく，完全に望ましくないことなのである。虐待は，10代になった子どもにも阻止できないことがある。子どもの虐待とネグレクトを止めさせ，子どもの健康と安全，そして基本的人権を守るために，大人は立ち上がらなければならない。それができれば，犠牲者である子どもは，彼らを癒してくれる治療者たちとつながることができるのである。

児童虐待に関する問題点の概要

保護者の虐待行為には4タイプあることがわかっている。それらの行為が保護者によって行われたものでなければ，暴行として警察などに通報されている行為だろう。虐待は，以下のように分類される。

> 虐待は，ネグレクト，心理的虐待，身体的虐待，および性的虐待に分類される

（1）　ネグレクト（一般的な社会的基準からして，食物や住環境，および保護や愛情を与えていないこと）
（2）　心理的虐待（言語的虐待や孤立させること，および暴力場面を目撃させること）
（3）　身体的虐待（事故ではない怪我をさせること）
（4）　性的虐待（性的接触，これには実際に接触しようとした場合も脅かした場合も含まれる）

1. 概 要

　暴力や子どもの性格，および家族の反応や地域社会の状況によって，虐待の結果はさまざまとなる。虐待された児童や青年の反応は多様であり，単一のプロフィールとはならない。しかし，虐待が激しかったり繰り返されたりした場合，それは予測できない慢性ストレッサーとなることにはコンセンサスが得られている。そのため，虐待の影響は以下のようになる。

（1）　身体の自然な対処や防御システムなどが歪められたり弱められたりしてしまう
（2）　正常な身体機能が損なわれてしまう
（3）　安定した気分と外的刺激に対する通常の反応が障害されてしまう
（4）　生き延びるための情報処理が歪められてしまう
（5）　愛着の獲得や維持が阻害されてしまう
（6）　健康な肯定的自己概念と肯定的な将来予測が障害されてしまう

> 虐待はしばしば，その人本人の問題と，対人関係の問題と関連してくる

　児童虐待は精神障害には分類されない。しかし，身体的または性的，および心理的虐待やネグレクトの影響は，その後，完全回復するまで残存し続ける。虐待はパーソナリティ障害から気分障害や不安障害，および摂食障害にわたる問題の原因であることがままある。一過性のものではない慢性的な虐待エピソードは，否定的感情や非社会性といった問題に強い関係がある。発達が危機にさらされている子どもに対するエビデンスに基づく最善の治療を行い，虐待された子どもたちが前進していけるようにする必要がある。

> 繰り返されるひどい虐待は，予測できない慢性ストレッサーとみなすことができる

　ある種の抗うつ剤が子どもや青年の自殺のリスクを高めたり，抑うつを強めたりすることがあることが最近，議論の的となっている。最近の研究では，大うつ病の若年者に対してプロザックを認知行動療法と併用したときには，このようなネガティブな効果は生じにくいことが示されており（March et al., 2004），このことから認知行動療法との併用が重要であることが示唆されている。

　最近の脳神経科学の進歩によって，脳がより効率的に働くための変化が起こる2つの主要な時期として，幼少期と青年期に焦点があてられてきた。それぞれの子どもには，その子特有の遺伝的特徴があるものの，発達におけるゴールはすべての子どもで共通している。遺伝とその子を取りまく環境との相互作用が，ニューロンの成長，遊走，髄鞘形成，シナプスの変化などの神経発達を促すが，そこでは使わなければ失われるという一般的な原則が働き，それが個々人の脆弱性や能力を形作る。優しい癒される声，優しくなでられること，十分な栄養を与えられること，清潔にしてもらえることなどが，子どもたちの遺伝的潜在能力を最大限に開花させるための環境からの刺激であるため，乳児期と幼児期は特に知覚経験の幅と質を決める重要な時期である。虐待の世代間連鎖によって，脆弱性が増加してしまうこともある。

> 幼少期と青年期は，主たる介入すべき時期である

　効果的な薬物療法，認知行動療法，家族療法などの知見が発展し，子どもの障害の治療はより効果的なものになってきた。WHO統合国際診断面接や，合併症調査などでは，青年期に精神疾患に罹患している人においては，14歳までにその半数が発症していたことが示されている。しかし，治療を受け始めるのは，その10年後かさらに後であった。生涯罹患率の高い障害としては，不安障害，気

分障害，衝動制御の障害，そして物質障害などがある。さらに，青年期の生物学的な変化（思春期後のホルモン変化や，神経回路の再編成など）は，それが精神疾患の前駆症状が現れる臨界期であることを示唆している。そのため，前臨床的もしくは早期の症状の表出に注意を向けなければならない。もちろん虐待は，青年期にずっと続いてしまうこともある。自我が確立でき，友人関係も良好で，さらにきちんと自己主張できるようにしてくれる大人からの援助があれば，正確に将来を予測でき，チャレンジもでき，正しく考えていくことのできる青少年が育っていくだろう。このように，10代の虐待は特に問題である（小児精神病理学の治療に関する詳細な検討に関しては，特定の期間の虐待について書いているわけではないものの，Evansら（2005）の最新治療法の要約を参照すること）。

　本書においては，児童期や青年期までの発達への，虐待の精神病理学的な影響と，その予防や治療法について考察していく。我々は，虐待に関する，疫学調査，定義のし方，原因について概説していく。著者らの臨床経験に基づき，臨床症状と事例が記載されているが，事例については多少の変更を加えている。本書の目的は，虐待を受けた児童や青年の治療における，臨床上のキー概念に関するエビデンスに基づいた考察を示すことである。養育者への介入と，養育者間の関係調整は，介入パッケージの重要な要素である。しかし，本書は主に児童や青年の虐待被害と，その介入方法について考察していく。そのため，介入目標が親のみである事例については部分的にしか扱わなかった。残念なことに，どうすれば虐待する親に虐待をやめさせられるかについては，専門家でもあまりよくわかってはいないのである。以前のレビュー論文では，認知行動的親訓練の効果が期待できるとされている（Wolfe & Wekerle（1993）を参照のこと）。本書では，予防モデルの観点から親への介入を概観し，予防的介入のうち最も期待できるプログラムに注目していく。しかし，被虐待児のケース・フォーミュレーションにおいては養育者の要因はきわめて重要なため，まず養育者の研究から見ていく。

養育者に関する研究

　臨床的には暴力の世代間連鎖は広く認識されているものの，社会的無関心や社会的ハンディキャップ，および精神病理（外傷後ストレス障害，抑うつ，アルコール等物質障害など）の問題も重要である。虐待された人は，経済的に独立した生活を送ることや，安定した満足な人間関係を構築すること，および自分の成し遂げた成果にプライドを持つことなどができにくくなってしまう。長期間の縦断研究からは，子どもの時に虐待された人のうちわずか22％しか成人後に虐待の影響から回復している（つまり，ホームレスになったことがなく，失業したことがなく，青年期や成人期に逮捕されたことがない）とは判断されていない。この回復率は虐待されなかった人たちより明らかに少なかった（McGloin & Widom, 2001）。児童福祉施設に入所した場合には特にそうであり，虐待された子どもは高等教育に進めず，職業訓練も限られたものになりがちで，就職や生涯年収，および生活の質で問題が生じていた。例えば，中卒の場合には高卒の場合の4割程度の収入となることや，成人後の死亡率や病気への罹患率は，中学時代の成績が

良いほど少なくなることが示されてきている (Power & Hertzman, 1999)。虐待が学業に影響してしまうことは，出席率や社会的能力といった要因から明らかにされている。児童期の虐待は，精神障害に罹患せず，通常の生産的で満足できる生活ができるようになるためには妨害要因なのである。

児童虐待は，個人的家庭的問題であるばかりではなく，脆弱な人が親になる前に社会が適切なケアを提供できず，親になってからは十分なサポートやセーフティーネットを提供できなかったという問題とも考えられる。不安や抑うつ，物質乱用，攻撃性や反社会性，社会的サポートの欠如，病弱であることなどの，いろいろな養育者側の脆弱性は，育児の障害となる。例えば，母親が抑うつ的だと，子どもは攻撃的で過活動になりやすい。このようなことは，児童虐待に対する臨床活動において，児童青年の精神疾患を予防するためには，成人養育者の精神病理に適切に対応する必要があることを示している（成人の標準的な治療の概説については Nemeroff ら (2006) のシリーズ，特に PTSD の巻を参照のこと）。

> 保護者の脆弱性は，養育困難を招きやすい

もう1つの養育者研究における重要な点として，成人の物質乱用の問題がある。親が物質乱用をしていると，子どもは養護施設に入れられたり，常習的なネグレクトをされやすいことが示されてきている。このことから，効果的な物質乱用の治療と，再発防止のためのフォローアップが必要であることが明らかとなる。禁断症状で親がイライラしたり，睡眠障害や集中困難などの各種症状を示すとすれば，物質依存の養育行動への影響は，治療前，治療中，治療後と形を変えて影響しつづけると考えられる。養育者にコンタクトを取りやすいことや，養育を一時的に誰かに頼めることなど，適切な対処が可能であることは，虐待の再発防止モニターの観点からも重要である。しかし，養育者の物質乱用も，虐待に関する多くの要因のうちの1つにすぎない。

> 子どもにとって不利な出来事は集積しやすく，保護者の物質乱用は児童虐待とネグレクトの両方の可能性を高めてしまう

どんな障害が起こるか決定づけるのは，単回性のストレスではなく，繰り返し起こるストレスの蓄積によってである。慢性のストレッサーは，慢性的な不適応を引き起こさせる。カナダの児童相談所における初回ケースレポートに関する研究では，それらのケースのうち50～70％の養育者は社会的孤立や抑うつ，および物質乱用などの，1個から3個の主たる脆弱性因子をもっていた (Wekerle et al., 印刷中)。養育者の脆弱性要因が多いと，身体的虐待（10倍以上），性的な虐待（5倍以上）とネグレクト（100倍以上！）というように出現率も増加する。児童虐待やネグレクトのアセスメントを促進するためには，経験的にわかっている危険因子に注目しておく必要があり，また親に介入することが重要であることを示すためにも注意すべき点である。

> 養育者の脆弱性が増加すると，虐待のリスク，特にネグレクトのリスクが増加する

親の離婚に関しても，慎重なアセスメントが必要である。配偶者間暴力を目撃すると，その後適応障害になりやすい。児童相談所のサンプルにおける，配偶者間暴力と児童虐待とのオーバーラップは相当あるため（33～48％），配偶者間暴力に関する質問が重要になる。養育者に脆弱要因があっても，非暴力的で支えあう関係があればその家族のレジリアンスが高くなるのか，暴力によってレジリアンスが低下するのかどうかは明らかにはなっていない。Wekerle ら (印刷中) は，養育者の脆弱性とその他の背景要因（社会経済的ハンディキャップや児童虐待に関する養育者の成育歴）を統制しても，養育者が暴力的な人間関係におかれていると，児童虐待が2～3倍起こりやすいことを見出している。配偶者間暴力があ

> 配偶者間暴力と児童虐待とのオーバーラップは33～48％である

ると，養育者の脆弱性が高い場合には，虐待が起こる可能性が有意に高くなり，特に身体的な虐待や性的虐待などの直接的な虐待が起こりやすくなる（5倍以上）。このことは，ドメスティク・バイオレンスが見つかったら，子どもの身体的そして性的虐待のアセスメントもしなければならないことを意味している。家族のニード・アセスメントや子どものリスク・アセスメント，および保護や介入を計画する場合には，児童虐待とドメスティク・バイオレンス，および養育者の脆弱性要因という，関連する3者を確認しておく必要がある。虐待は，単発で発生することはまれである。むしろ，家族間や世代間の葛藤，地域や学校で発生する暴力の問題などと連動し，虐待が起こる方が多い。以上のうちのどれかの犠牲になってしまった児童青年は，その他の犠牲にもなる確率が7割もある。ほとんどの虐待された子どもたちは，年間で平均3つの暴力的な出来事を経験していた（Finkelhor et al., 2005）。養育者の問題に関するさらなる考察については，WekerleとWall (2002) の虐待とドメスティク・バイオレンス，および成人の薬物中毒のオーバーラップに関するレビューや，Wolfe (1999) の虐待をしている成人の犯行に関するレビューを参照していただきたい。

> ある種の暴力の犠牲になった青年は，その他の暴力の犠牲になる確率が7割もある

1.1　用　語

　児童虐待は DSM-Ⅳ-TR（APA, 2000）ではVコードに分類されている。この場合，Ⅰ軸に「臨床的関与の対象となることのあるその他の状態」のコード番号をつけて記録される。臨床的関与の対象が加害者で配偶者である場合と配偶者以外である場合のそれぞれに分けてVコードが指定されている。また，ドメスティク・バイオレンスも治療対象である。もし臨床的関与の対象が被害者である場合には，異なるコーディング（数字だけ）が用いられている。DSM-Ⅳ-TR には，心理的虐待は含まれていない。

> 児童虐待は DSM-Ⅳ-TR ではVコードに分類されている

　しかし，養育者や子どもおよび青年のⅠ軸の障害（物質使用障害，大うつ病など）や，Ⅱ軸のパーソナリティ障害（反社会性パーソナリティ障害，境界性パーソナリティ障害など），もしくは精神遅滞が，虐待に関連している可能性もある。また，Ⅲ軸の「一般身体疾患」が虐待に関係している場合もあり，社会的孤立や失業，および住居問題などのⅣ軸の「心理社会的および環境的問題」が虐待に関係している場合もある。それらのコードは，世界保健機関（WHO）が開発したICD-10 のコードと比較できるようになっていることが，DSM-Ⅳ-TR に記載されている。ICD-10 コードは DSM の中にも示されており，ICD が分類のための公式基準として認められている。

　我々は，症状に関しては表で示していく。しかし，虐待そのものは精神障害ではないので，特定の診断基準に関しては，必要とされる症状も含めて，診断マニュアルを参照していただきたい。児童虐待の理論とモデルでは，養育者による虐待が行われるメカニズムではなく，発達途上の子どもへの虐待の影響に焦点をあてている。

> 「児童虐待」について尋ねると答えられないかもしれないため，虐待やネグレクト，およびきびしいしつけに関する，特定の行動を聞く方がいい

　法的な意味で児童虐待もしくはネグレクトがあったとする基準は，児童相談所によって虐待が認められた時であり，児童虐待の有無については，児童相談所の

調査での証拠が優先される。そこで証拠とされているものとしては，虐待の目撃証言や，児童や青年の自己報告もしくは虐待をされたという告白，もしくは虐待者の告白，医学的証拠（つまり，身体的虐待に特有な怪我のパターン）などである。

表1　DSM-Ⅳ-TRの虐待または無視に関連した問題（APA, 2000）

V61.21　小児への身体的虐待
V61.21　小児への性的虐待
V61.21　小児への無視
V61.12　臨床的関与の対象が加害者であり，身体的虐待が配偶者によるものである場合
V62.83　臨床的関与の対象が加害者であり，身体的虐待が配偶者以外の者による場合
　　　　成人の犠牲者に対しては995.81となる
V61.12　臨床的関与の対象が加害者であり，性的虐待が配偶者によるものである場合
V62.83　臨床的関与の対象が加害者であり，性的虐待が配偶者以外の者による場合
　　　　成人の犠牲者に対しては995.83となる

　治療者は直接，アセスメントをする必要がある。しかしながら，「虐待」もしくは「ネグレクト」という用語を用いると，報告されなかったり過少に報告されることがある。これは，犠牲者が虐待されていることを恥ずかしいことだと思っている場合や，家族に良くない影響があると心配した場合，および虐待者が秘密にしておくように言った場合などに起こりうる。児童や青年にとっては，虐待という言葉よりも，個々の行動（例えば，「家族の誰が私を怪我するぐらいに殴った」とか，「家族の誰が私の陰部を触った」など）の方が報告しやすい。虐待という言葉と，虐待に含まれる個々の事実のどちらの方が，10代の子どもにとって確認しやすいかを検証した研究がある。客観的に身体的虐待と考えられる事実を報告した子どもが，「私は身体的虐待を受けました」という項目に回答するように求められても，完全には一致した回答をしないのである。つまり「私は身体的虐待をされました」という回答の方が少なく，虐待に属する経験の記憶と，虐待を受けたという概念には乖離が生じてしまうのである（Wekerle et al., 2001）。そのため，年長の子どもにも年少の子どもにも使える，虐待に属する各種の行動が列挙された虐待についての質問紙を使う必要がある（付録の質問紙を参照のこと）。
　表2は，心理測定学的に問題のない尺度の一覧であるが，虐待のどの範囲まで扱っているかや，トラウマ関連事項を扱っているかといったことに関しては，各尺度ごとに内容が異なっている。
　臨床面接においては，身体的虐待がしつけ場面で起きることが多いため，叩くなどの一般的に用いられているしつけの方法についても，親がどの程度使用していたか考えてみなければならない。子どもと親に普段どのようにしているか聞いてみると，さらに詳細に質問しなければならない分野が明確になることがある。子どもに質問するもう1つの方法としては，悪いことを子どもがしたことをわからせようとするときに，親がどうしているかを聞いてみることである。そしてその方法でとっても嫌な方法とかやめてもらいたいことがあるかを聞いてみるのである。この虐待に関する考察は，広くはネガティブなライフ・ストレス（例えば，親の離婚，ペットの死，親友や家族の死，近所で見た暴力など）も含めた総合的

臨床家は，虐待に関する行動レベルの用語を用いた質問をすべきである

> **表2** 児童青年の虐待のアセスメントに用いられることが多い尺度
>
> 半構造化面接
> ・学童期用不安障害と統合失調症面接尺度－PTSD尺度（Schedule for Affective Disorders and Schizophrenia for School-Aged Children-Present and Lifetime Version, PTSD Scale）
> ・児童青年期用PTSD臨床診断面接尺度DSM-Ⅳ版（Clinical-Administered PTSD Scale for Children and Adolescents, DSM-Ⅳ version）
> ・児童青年期診断面接（Diagnostic Interview for Children and Adolescents）
> ・児童用PTSD面接尺度－児童版（Childhood PTSD Interview-Child Form）
>
> 質問紙
> ・児童用トラウマ質問紙（Childhood Trauma Questionnaire）
> ・児童用PTSD質問票（Children's PTSD Inventory）
> ・乳幼児児童用PTSD症状チェックリスト（Checklist for PTSD Symptoms in Infants and Young Children）
> ・児童用外傷後トラウマ症状チェックリスト（Posttraumatic Symptom Checklist for Children）
> ・子ども用トラウマ症状チェックリスト（Trauma Symptom Checklist for Children）
> ・児童用性的行動質問票（Child Sexual Behavior Inventory）
> ・児童用行動チェックリスト（Child Behavior Checklist）
> ・症状チェックリスト90（Symptom Checklist 90; SCL-90）

な考察に含まれていくこともある。また，PTSDの一般的な面接では，虐待／ネグレクトの質問を含んでおり，個々のストレッサーがあったかどうか確認するのに役立つ。直接虐待について尋ねることは，子どもを困惑させてしまう可能性があり難しいことがある。また，子どもの心に虐待を受けたと思い込ませてしまうような誘導的な質問になってしまう心配もある。また，まれなことであるが，虐待に関する質問に抵抗感がある理由として，専門家がミスしてしまわないか心配しているという要因もある。虐待が行われたかどうかの確認のためには，スタッフやボランティアが警察の身辺調査も参考にすることが勧められる。

> 専門機関は，スタッフやボランティアに，警察への身辺調査の要請をするように指示すべきである

児童虐待に関わる専門家の間では，子どもは尋ねられなければ虐待については話さないということが常識になっている。そう考えている専門家は，虐待に関する直接的な質問は，すでに虐待を受けている子どもの感情反応を悪化させることはないと信じている。しかし，多くの臨床家は，事実を歪めてしまうような質問をしてしまわないか心配している。虐待の証拠があるかどうかを明確にするためには，法医学的な面接が行われることを考慮しておくといい。他方，臨床面接は，犠牲者が感じている苦痛の程度と症状を明確にするために行われる。臨床家は，虐待経過について焦点をあてた質問をすることが重要である。それは，それまでは虐待されていたとは言っていなかった子どもでも，実際には虐待をされていたかもしれないので，アセスメントで聴取した事柄からそのことを明確にしていく過程となる。また，質問紙の回答について面接するのも，その質問紙に対してどうしてそういう回答になったのかを明確化するのに役立つ。虐待をされたという申し立てのみで，虐待の報告をするのは勧められない。そうではなく，虐待をしているとする人に関する情報も含めた，虐待の有無についての合理的な報告が必要なのである。確実でない虐待の疑いのみがある時には，調査を開始しなければ

> 質問紙の結果についてのフォローアップとして臨床面接をするのは役に立つことがある

ならないが，専門家には守秘義務がある。10代後半から20代で今は虐待されていないものの，以前に虐待されていたと報告する人がいるときに，彼らの年下の兄弟が現在虐待されているのではという懸念から，虐待の報告がされることもある。また，異常な子どもの行動もフォローアップしていく必要がある。例えば，身体的虐待が立証されたケースとして，専門家が子どもの背中をさわったときに，極端な驚愕反応があったことから，虐待が疑われ始めたというケースもある。別のケースでは，小学生がたびたび，自分の中にとても悪い「悪魔がいる」と何度も言ったことから虐待がわかったというケースもある。

　何かが発覚したら，児童保護の専門家にはその信憑性を確認する責任がある。治療的な関わりの初期に，守秘義務について話しておくことは重要である。そのためには，児童虐待やネグレクトの報告や自傷他害について概略を説明しておくとよい。その説明をするときに，24時間いつでもできる電話相談や，その地域の専門機関，小児科や児童精神科，心理臨床，保健師，および福祉機関などの，専門機関のウェブサイトなど，セルフヘルプの方法も含まれているとさらによい。

臨床スケッチ
児童虐待の報告

　私立学校の教師が，7歳の新入生の女の子の異常な行動に気づいた。彼女は，靴を並べてその上に座って，体を前後に動かしていた。教師はこの行動が不適切な行動だとして，やめさせた。母親に尋ねてみると，その子は膀胱炎で，薬のためにかゆいのだとのことであった。この子がその行動をつづけているとだんだん興奮していくことがわかり，教師たちは，これが自己刺激行動であると確信した。その後，男の子のパンツを脱がそうとするという変な行動も観察された。彼女の10歳の姉も，女の子の友達の手をなめるという異常な行動を繰り返した。教師たちは，それらの行動を繰り返し親に報告した。校長はその異常な行動について親と会い，虐待の可能性を挙げつつ，誰か大人がその子たちに近づいていないか尋ねた。すると，両親は突然引っ越し，子どもたちを転校させてしまった。

　虐待／ネグレクトを報告すべき時には，養育者にはそのことを言わないほうがよい。治療同盟が壊れるという問題はあるものの，児童相談所が偏見なく調査ができることが重要である。虐待をしている可能性のある養育者と話し合うと，児童虐待が悪化する場合もあり，子どもが虐待を否定するよう，もしくは話したりしないように，強権的な方法を使う場合もあり，さらにその家族が逃げてしまう場合もある。報告することがあるという微妙な話は守秘義務についての説明の際にしておくこともでき，その時に子どもの正常な発達とそれを助けるシステムの枠組みで話し合うことができる。それは，虐待があった場合，他のサービスにスムーズにリファーできるようにするためであり，虐待の報告は養育者が反対したとしても，子どもの安全を確保し守るためには避けがたいことである。

　子どもが親と生活すると安全ではないと感じている兆候が少しでもあったり，親との再度の同居に対する恐怖や見当識障害，および解離が少しでも認められる場合には，安全性の確認が必須である。もし10代の子が虐待があったと告白した場合，その子がいる場で児童相談所に虐待報告の電話をすることが勧められる。そして，その子と電話を代わり，その子が児童相談所の人の質問に答えられるようにするほうがよい。全てのケースにおいて，そのセッションを通して書かれた

> 虐待やネグレクトの疑いがあるときには，児童福祉機関への最初の連絡は，虐待やネグレクトをしている可能性のある養育者には言わない方がいい

り話されたりしたことは記録しておくべきであり，すべての関連する臨床的な記載事項や当該機関の書類にはサインをしておく必要がある。また，各機関の標準的なインシデント・レポートの形式を用意しておくのも役立つ。その報告手続きについては，全てのスタッフが理解していなければならない。ある地区では，児童相談所に報告しなければならないのは，虐待の報告を受けた人になっている（例えば，実習生やインターンでもそうだし，研究者が家庭訪問した場合でもそうなる）。アメリカでは，全ての州に無料のホットラインや24時間サービスのホットラインがあるわけではない。そのため，救急病院や警察が関わることが必要な場合もある。これらのことについては州が司法権を持っており，州によっては他の国のようにすべての市民が虐待を知ったら報告しなければならないことになっている州もある。アメリカでは，1-800-4-A-CHILDに電話すれば，各州の報告のためのホットラインがわかるようになっている。このサービスはChildhelp USAという，適切なリファーができるカウンセラーのホットラインを持つ非営利団体が運営している。報告に関して不確実な要素がある場合は，児童相談所に匿名で電話したとしても，その後どうしたらよいかをガイダンスしてくれる。多くの場合，児童相談所は，クリニカル・スタッフや訓練生にもトレーニングを行ってくれている。生徒が練習で電話してみるだけでなく，ソーシャル・ワーカーなどのその他の専門家が練習で電話してみて，その機関のインテークを経験してみるのも，リハーサルを通して，報告過程がよくわかるようになるための良い経験である。

児童虐待になるかどうかは，社会，文化，経済的状況によって，異なってくる

　最後に，治療に影響する可能性のある，発達に関する多様な要因をアセスメントすることをお勧めする。子どもにインタビューするときには，その発達段階に合わせた言葉を使う必要がある。また，文化的なそして宗教的な信条にも配慮しなければならない。しかし，法律で定められた国／州の現在のその地域の基準について伝えることは重要である。例えば，東洋医療には「カッピング」という体に赤い丸い跡の残る，体の疲れを取るための方法がある。これは，虐待ではない。しかし，文化によっては子どもをたたくことが当たり前だったり，女児の割礼などの有害な処置が当たり前の文化もあり，それらが児童相談所の注目を移民に向けさせてしまうこともある。

1.2 定　義

　児童虐待の原因と結果を理解しようという努力は，多くの知識と手段の進歩をもたらした。しかし同時にその問題の複雑さと未解明の要素も指摘されている。例えば，児童虐待の文脈では，両親や家族といった子どもの近親者の要因と同様に，社会的，文化的，そして経済的な要因も関連していることが広く認められている。児童虐待の発達過程への重要性を理解するため，養育的で繊細で効果的でサポーティブな養育を親ができないことが，身体的な成長の遅れや知的な発達の遅れ，そして感情語の未発達，およびフラストレーション耐性の低下，知らない大人の注目を引きたがることなども含めて，どう子どもに害を与えるかを理解しなければならない。

法律的には，受け入れられる最小限の育児を定義しようとしており，これは特定の状況において社会的もしくは法律的な介入をするための準備であり，例えば事故ではなく意図的に怪我させた場合や不適切な治療などの場合のためのものである。法的な定義では，養育者の行為で命や健康，もしくは安全が危険にさらされてしまう場合には，子どもは保護される必要があると考えられている。法律的な定義では，親の逸脱行為と不正を強調しており，そのために害を与えようという潜在的な意図がある場合や親が子どもを危害から保護することができない場合に焦点をあてている。

　社会科学的定義は，個人，家族，そして社会という虐待に関するより大きな文脈を理解できるように進展してきた，なぜならば多くの児童虐待の報告には，暴行ではなく，命は脅かさないような怪我が多く含まれているからである。このように，身体的虐待では骨折やひどい怪我などではなく，あざやこぶや赤くなっているというのが大半である。社会科学の見方では，心理的な影響が最も大きい人間関係が最重要とされている。虐待がある家族には，その他の深刻な家族問題があることも多く，それらすべてがある程度ずつ発達への否定的な結果に関連している。そのため社会科学的定義は，虐待による発達の遅れのみではなく，法的定義のように，虐待の先行要因も含む生態学的な定義となっている（Cicchetti & Toth, 2004）。

> 社会科学的な虐待の定義では，心理的影響が強調されている

　ネグレクトは，養育上の幅広い失敗事例を含むため，定義するのは困難である。しかし，以下の13種類のネグレクトが定義されている。

管理監督ネグレクト
健康とメンタル・ヘルスケアの拒否や遅れ
保護の拒否やそれに関連したネグレクト
放棄／遺棄
家を与えられないこと
身体の衛生
危険な不衛生な住居
栄養に関するネグレクト
教育に関するネグレクト

> ネグレクトの主たるタイプには，心理的なサポートの欠如や，家族やコミュニティでの暴力から守らないことなどがある

　またこの他に，ネグレクトの定義のうちには，配偶者による慢性的でひどい虐待の被害者のままでおくこと，心理的なネグレクト（子どもの愛情や注目，および感情的なサポートの必要性に対する明らかな無関心）などの定義もある。これらのサブタイプは，（1）心理的なサポートや愛情の欠如，（2）家族のけんかや暴力からの保護の欠如，（3）地域の暴力からの保護の欠如，という主要な3タイプに分類することができる。

　心理的な虐待は，すべての虐待の基礎的な要因としても，また独立したものとしても見なされてきている。社会的基準や対人間の信頼を破るすべての養育者の行為には，背信的な側面がある。虐待のもう1つの行為として，孤立させたり，拒否したり，中傷したり，そして大声で怒鳴ったり，ののしったり，威嚇するといった行為がある。これらの行為は，身体的虐待よりも長期的にはより大きな心

理的なダメージとなることがある。世界保健機関は，以下のように虐待の4つのカテゴリーを定義している（WHO, 1999）。

身体的な虐待は，子どもの体のどこかの部分に意図的に暴力をふるうことであり，それが事故ではない怪我をさせることもある。これには，子どもを何回も叩くことはもちろん，一回叩くことも含まれる。また身体的虐待には，振り回したり，窒息させたり，噛んだり，蹴ったり，火傷を負わせたり，毒を盛ったり，おぼれさせたり，その他の有害で危険な暴力の行使や行動制限なども含まれる（例えば，クローゼットにとじこめたり，椅子にしばりつけたりすることなど）。子どもの身体的虐待はたいてい体罰と関係しており，しつけと混同されている。

> ネグレクトには与えないことから，あからさまに子どもを拒絶することまでいろいろな形態がある

子どもの親やその他の養育者が，子どもの感情的・心理的，そして身体的な発達のための基本的に必要なものを与えない時に，**ネグレクト**は起こっている。身体的な虐待は，食物，衣類，保護，衛生環境，医療と，危害からの保護への子どもの必要性が適切に満たされない場合に起きている。愛され，好かれ，安全で，尊重される子どもの必要性が満たされない時には，感情的なネグレクトが起きている。感情的なネグレクトは，それらが得られないということから，積極的な拒否にまでわたる幅広いものである。身体的暴行のケースは，公的な機関の注目を引きやすいが，ネグレクトも非常に危険である。

性的虐待は，大人や青年によって子どもが性的な目的に利用される時に起こり，一般的には児童と5歳以上年上の子どもとの間，もしくは青年と10歳以上の年長者との間の性的な体験として定義されている。性的虐待は，子どもの性器への愛撫，性交，近親相姦，強姦，同性愛，露出などが含まれ，また売春やポルノへの利用なども含まれる。性的虐待の定義では，10歳以上の年齢差があったとしても，目上の人による青年に対する強制や暴力，もしくは虐待の事実が必要である。

心理的な虐待には，子どもの個性の自覚への攻撃も含まれるし，行動的，認知的，感情的，もしくは精神的障害を引き起こすかもしれない親やその他養育者の不適切な行動が含まれる。心理的な虐待には，習慣的にスケープゴートにしたり搾取したりすることや，子どもに不合理な要求をすることなどはもちろんのこと，言葉による脅しも含まれる。それは，家族ストレスや不適切な養育のパターンの一部となっており，たいていはその他のタイプの虐待と併存している。

> 児童虐待は，養育行動といった視点から，最適な定義が可能である

社会経済的状況を統制して虐待で通報される親と通報されない親とを比較すると，最も明らかな違いは，親子ゲンカが慢性的にエスカレートするということであり，徐々に深刻なクライマックスに達していくという点である。ネグレクトする親は，1回の例外的なこととしてそうしているのではなく，たいていは慢性的にひどい行動をしている。ネグレクトは，それを予防する要因（例えば，肯定的な人間関係や，強力な社会的サポートネットワークなど）がない状況で起こると，その他の虐待よりも子どもの社会的，認知的，感情的発達にとって有害である。そのため児童虐待は，親の養育行動以外の行動で考えるよりも，養育行動の文脈で理解するのが最適なのである。最も有害で不適切だと考えられる行動がその次元の一方の極にあり，もう一方の極には子どもの社会性や感情的，知的な発達を促進できる養育方法が存在する軸なのである。この観点では，子どもに身体的・感情的苦痛を与える有害で不適切な，子どもをコントロールしようという方法

を親がどの程度用いるかということで，児童虐待とネグレクトは定義できる可能性がある。また養育の最低基準として定義できる可能性もある (Wolfe, 1994)。さらに，子どもへのネガティブで拒否的なスタンスとして定義することもでき，その場合，子どもは親にとって嫌悪的なので子どもと関わらなくなり，子どもも通常の発達ができなくなってしまう。最後に，少数のサブグループとして，サディズムが元にある場合があり，そのような場合には，意図的に火傷させたり，排泄物を無理やり食べさせたり，子どもを犯罪の共犯者にしたり，腐ったものを食べさせたりするといった奇異な行為がなされる。

　大半の虐待は，親が子どもと交流するときの，親の感情的そして行動的な自己制御の破綻として考えることができる。この視点は，「典型的」な養育方法と虐待との類似点に我々の注意を向けさせるが，しつけの厳しさの程度と，何がしつけ行動を引き起こすかという原因の違いのみがそこに存在している。さらに，注目したり褒めたりしないとか，きちんと見ていてあげないとか，親からの指示がわかりにくいといったように，親が子どものニーズに合わせられない養育能力しかもっていない場合にも虐待が生じることがこの視点からわかる。虐待が起こっている家族では，賞と罰，そしてしつけと愛情との通常のバランスが取れていない。そういった親は，子どもの問題行動をきちんとやめさせずに許してしまい，むしろそういった行動を笑って注目したりして強化しておき，エスカレートしすぎたときに突然子どもを罰していることがある。そのような親は，子どもの不適切な行動をなおすために，子どもの行動を肯定的にとらえつつも悪い点は直し，良い点をほめることに失敗している。また親が子どもを指導することを一貫してできない場合には，親と子の役割が逆転したり，子どもの自律性やプライバシーが尊重されないということが起こりうる。

1.3　疫　学

　データが異なると，虐待問題に関して違った見解がもたらされる。子どもの苦しみが増え，負担となることを考えてみると，虐待は明らかに公衆衛生上の問題であり，健康増進や生産性，子どもの権利，家族，平等，そして繁栄の妨げとなっている。児童虐待ネグレクト防止国際協会 (The International Society for the Prevention of Child Abuse and Neglect) は，国際的な虐待の発生率研究を行っている。アメリカでは，専門家による通報はもちろんのこと，児童福祉事務所からの報告も含めて，全国統計が行われている。地域住民調査結果と，後ろ向き調査の結果は，発見されていないケースがどれほどあるか，ある程度予測している。最後に，物質乱用や精神疾患の治療を受けている特別な集団での調査結果は，もう1つの展望を提供している。それらを総合すると，虐待はかなりあるものの，地域住民の一部，ごく少数で起こっていることがわかってくる。しかし，臨床的問題のある人や，そのリスクの高い人たちの大多数において，虐待は考えておかなければならない要因である。

　アメリカにおける児童虐待やネグレクトが疑われる年間300万件の通報に関しては，過去10年間ほとんど変化していない (U.S. Department of Health and

アメリカでは児童虐待やネグレクトが疑われるという通報が毎年300万件もある

Human Services, 2004)。しかしこの数字は，実際に虐待を受けている子どもの数と比較すると，発見できないケースがあったり，他のタイプの通報に虐待が重なり合っている場合もあるため，かなり少ない見積もりになっていると考えられている。児童相談所によるアメリカの政府統計では年間約100万件の児童虐待が起こっていることになり，1,000人のうち12人の子どもが虐待されていることになる。3歳以下では危険度はもっと高く，1,000人に16人が虐待にあっているということになる。それらのうち60％以上はネグレクトである。アメリカ国内で1,500人の子どもが毎年，身体的虐待やネグレクトなどで死亡している。そのうち，体の弱い4歳以下の子どもが死亡するリスクが最も高い。また，死亡した子どものうち，里子の割合は15％であった。

カナダの発生率研究（CIS）は，代表的な児童福祉施設における虐待の初回報告のインテークデータの全国調査である。1998年のデータでは発生率は，1,000人に9.7人であった。しかし2003年には，ドメスティック・バイオレンスに子どもがさらされるケースが増加し，2倍以上（1,000人に21.71人）となった。新たな通報とその時点で児童福祉施設が関わっていなかったケースに焦点をあてているが，通報の61％が以前児童相談所が調査した慢性的な機能不全家族であったということは特筆すべきだろう。こういったことは，児童相談所が家族とコンタクトを取った時には，常習的な虐待が行われている可能性が高いことを示唆している。

2002年の犯罪統計に基づくと，性犯罪は11～14歳の女児に最も起こりやすく，13歳が最も多い（10万人の女児のうち165人に起きている）。オーストラリアの双子研究では，性的虐待が始まる平均年齢は10.8歳であり，この年齢は社交恐怖や自殺企図および精神障害が起こる年齢より若い年齢である。児童福祉の報告書や地域調査の結果は，女性のほうが性的虐待の犠牲者になりやすいことを見出している。しかし，男性のほうが性的虐待でより強い心因性の機能障害を経験しやすいことも示唆されている。男児では，家族に関係した性的暴行は3歳から7歳で最も起こりやすいが，多くの専門家は男児の性的虐待は女児の場合よりも見つけづらく，通報されることも少ないと考えている。年少者ほど身体的ネグレクトで通報されやすく，潜伏期（6歳～思春期）は心理的ネグレクトで通報されやすく，10代になると身体的虐待で通報されやすい。性的虐待以外の身体的虐待やネグレクトでは発生率の男女差は有意ではない。

子どもを産んだ親もしくは親である人物（継親または養父母）が，すべての種類の虐待において，虐待者であることが大半である（2002年度においては81％がそうであった）。母親が主に面倒を見ることになるため，すべてのネグレクトのケースでは87％が母親のネグレクトであり，身体的ネグレクトのケースでは93％となっている。父親もしくは父親代わりの人物もネグレクトする（つまり養育費をださないとか，使えるお金を麻薬などに使ってしまうなど）可能性があるにも関わらず，前記の数字が真実なのである。カナダのデータでは，親族が性的虐待の虐待者であることを示しているが，実母が性的虐待者であるのは5％のみである。虐待行為としては，愛撫（55％），オーラル・セックス（11％）と挿入（7％）であった。虐待はたいてい侵襲的ではないグルーミングから始まり，徐々に攻撃的な身体的侵襲へと発展する。性的虐待のケースにおいては，養育者が心

配していなかったケースが，警察や裁判所の記録にあることを記憶しておく必要がある。

公的システムは見えやすい福祉システムにつながった恵まれない家族のケースを拾うことが多いが，地域調査では福祉システムにはつながっていない家族を見出すことがある。そういった地域調査では，すべての種類の虐待で男性によって虐待されていることの方が女性よりも多く，すべての種類の虐待で67％，性的虐待で89％，心理的虐待で63％，身体的虐待で58％であった。これらの調査では，心理的虐待のみの場合はまれであり，心理的虐待とその他の虐待が共存する場合が多いことを示している（つまり，身体的虐待は80％，性的虐待は42％，感情的ネグレクトは59％，身体的ネグレクトは59％である）。このことは，心理的虐待がその他の虐待と共存することが多く，いくつかの種類の虐待が同時に起こるのが普通であることを示している。

公的に児童相談所（CPS）によって発見される虐待のケース数は，地域調査によって発見されるケース数よりも少ないことが多い。例えば，虐待の基準に合致するわずか28％しか児童相談所では発見できていないという推計がある。国の事故報告データでは虐待の発見数は変わっていないので，どの機関も調査能力の限界にきてしまっているのか，もしくは過少通報が起こっているのかのどちらかだと考えられる。さらに重要なこととしては，すべての通報されたケースが立件されるわけではなく，証拠不十分とか，虐待やネグレクトが基準に満たないとして立件されていないのである。たとえあるケースが立件されたとしても，福祉サービスの資源が足りず，福祉サービスを受けていないというケースも存在する可能性がある。そのため，誰かが虐待を受けている子どもが危険だということを見つけていたとしても，保護されていない子どもがたくさん残されており，その家族に対して必要な人的資源が割かれていない可能性がある。さらに，現在立件されているケースや国が保護した子どものケースは，すべての種類の虐待に関して長期的な再調査はされないのが一般的であり，引っ越して虐待した保護者に近づき，再度虐待が行われたとしてもわからないままである。つまり，虐待の通報がなされた被害者は，以前の養育者もしくは新しい虐待者に対して脆弱であるという視点から考えてみる必要がある。ある臨床ケースでは，近親相姦のサバイバーである母親が，その父親が孫娘を性的な方法で膝の上であやしているのを見て，父親とのコンタクトをやめたというケースもある。

児童虐待やネグレクトで報告された家族の人口統計学的プロフィールからは，子育ての方法を決定する文化的な要素と，家族不和と暴力を引き起こす社会的圧力が存在することが示唆されている。貧困と虐待の関係が一貫して見出されているものの，より詳細な研究では状況要因が虐待の発生率を決定する可能性が高いことが見出されている。例えば質の高い育児支援や放課後プログラムがないといった環境が，虐待の発生率を決定している可能性がある。母子家庭では身体的虐待とネグレクトの危険性が高いが，父子家庭では身体的虐待の発生率はほぼ倍となっている。カナダでは，虐待のあった家庭の50％以上が，持ち家のない家庭であった。そういった家庭のほとんどは賃貸住宅であったが，公共住宅やシェルターおよびホステルに住んでいる場合もある。そういった家庭の52％は両親の揃った家庭である。

> 児童相談所や臨床サンプルでは，虐待のタイプの重複ケースが一般的である

貧困な片親家庭の子どもが，虐待される可能性が最も高い

ランダムサンプリングで電話インタビューを行った地域調査が，虐待的な育児や虐待経験を報告した成人の推定値を示している。女性の30％と男性の40％は，児童虐待を経験しており，身体的および心理的虐待とネグレクトの報告はもっと多かった。数種類の型の虐待を報告したのは13.5％であった（Scher et al., 2004）。アメリカのVictimization Survey（Finkelhor et al., 2005）の電話調査はまず家庭の子どもたちをランダムに選択し実施された。そして，子どもが大きい時には子どもに，また小さい時には保護者に暴力経験についての一連の質問を行った。この調査で，50％以上の子どもがそれまでの1年間に身体的暴力を経験していることが明らかとなった。8分の1が1つの種類の児童虐待を経験していた。12分の1が性的虐待を受けていた。一般的に，家庭内暴力や地域に起こった暴力，心理的虐待，およびいじめなどを目撃していた。身体的虐待は10代が最も多く，ネグレクトは年齢層で差がなかった。10代の子どもは，叩かれたり，ののしられたり，家から追い出すぞと脅かされたり，家の外に出されたりするのが，他の年代よりも多かった。揺さぶられて重篤な医学的損傷を受けた子どもに関しては，150人の子どもが他の人に気づかれずに損傷をうけるほど揺さぶられていた。これらの地域調査の結果は，身体的虐待が児童相談所の数値の40倍起こっており，性的虐待は15倍起こっていることを示唆している。

10代の子どもでは，身体的虐待というタイプの虐待が最も多い

ネグレクトは，適切な行動が行われないということが焦点となっているため最も定義がむずかしい

子どものネグレクトは一般的で，慢性化しやすい状態であるが，適切な行動が行われないということが中心であるため，最も発見しづらい児童虐待のサブタイプである。

ここまでの虐待の定義と虐待の疫学データから，以下のことが言える。
（1）虐待のサブタイプは単一で起こるより同時に数種類起こることのほうが多い。（2）ネグレクトは慢性的なものになりやすい。（3）身体的虐待の大部分はしつけで起こり，幼児の場合，泣き声を止めたりするときに起こる（例えば，揺さぶられっこ症候群など）。（4）性的虐待では女児が犠牲者になることが多いが，男児の性的虐待は過少報告されており，障害も過少にしか見積もられていない。（5）思春期は多くのサブタイプの虐待のリスクの高い期間である。（6）児童相談所が関わるケースは，児童虐待の常習ケースであることが多い。そして，（7）性的虐待を除くと，すべてのタイプの児童虐待で保護者による虐待が大多数であるが，これは児童相談所に訴える人が児童相談所が調査した家族であるため当然のことである。頻繁に引っ越し，孤立化しやすく，利用できるサービスを利用しない非機能的な養育を変える方法としては，子どもへの調査だけではない。そういった親と信頼関係を作り，ケアできるコミュニティを作ることは，児童や青年への虐待を予防し減少させるためのセーフティーネットを構築する上での必須事項であろう。

1.4　治療過程と予後

厳密にいうと，児童虐待そのものは障害ではないため，治療過程という用語は適用できない。また，児童虐待そのものは，鑑別診断や障害の合併の問題にもあてはまらない。本シリーズの通常のレイアウトの例外として，鑑別診断や治療お

よび予後については，虐待歴と関わりの深い診断カテゴリーについて検討することとし，本書の診断と治療の部分で詳述することとした。

2 児童虐待の影響に関する理論とモデル

　近年，児童虐待について，生物学的要因，子どもおよび養育者側の要因，家族的要因，社会的要因，虐待発生を予防する要因などが相互に作用するという統合モデルが考えられている。統合モデルでは，時間経過や発達上の節目をまたがり，環境は変わらないこともあるし，時とともに変化することもあると考えられている。これまで，学問的には，虐待を犯罪行為というよりも搾取し，犠牲にする行為としてとらえてきた。また，民族的，文化的，宗教的価値観や信条，および移民のための医療サービスの状況などは，未だに十分に分析されているとはいえない。現在，発達精神病理学の枠組みにおいて，虐待を近親者との機能不全の指標として理解するということが，キー概念とされている。子どもがいろいろなことを学んでいく背景には，相互作用する各種要因が絡んでいるのである。そのため，人生における各種の発達課題（例えば，愛着，コミュニケーション，自律性，親密さ，生殖性，利他主義，自己啓発）を子どもが解決していく上で，虐待はその達成を邪魔してしまうと考えられる。虐待を受けた子どもたちは，「虐待を受ける中で学習したこと」に従い，愛情への欲求や恐怖に動機づけられて，犠牲者―虐待者―救助者という役割のスキーマやスクリプトを強固にし，対人関係において引きこもり／回避のパターンを繰り返してしまう。虐待を社会一般で認められている保護者の役割が行われていないことと考えれば，子どもが他者から学んだり，他者との関係で自分の役割を理解したりすることが虐待のためにできなくされているといえる。そのため虐待は，社会への適応機能やセルフケア能力，およびセルフコントロール機能などに影響を与えるし，基本的な生存欲求と自己実現の欲求とのバランスにも影響を与えてしまうと考えられる。こういったことから，神経生物学的な発達や，学習メカニズム（トラウマに対する条件恐怖の獲得や，般化，不適応行動への正の強化，犠牲者行動への負の強化など），そして情報処理の歪み（選択的注意，歪んだスキーマ）などを含む，複雑に絡み合った過程が，虐待に関連した結果として起こってしまう。このような生物心理社会学的モデルは，現在も研究が進められている。

2.1 PTSDの症状モデル

> 強い感情反応を引き起こす体験が脳の発達に影響することがある

　ネガティブな情動を減少させ，ポジティブな情動を増加させようとする嗜癖症状の注目される説明として外傷後ストレス障害（PTSD）がある。虐待はトラウマティックなストレッサーかもしれないため，発達的外傷理論（developmental traumatology theory，例えば，DeBellis, 2001）では，慢性的なPTSDや症状がサブクリニカルなレベルのPTSD，および単回性トラウマによるPTSDなどが原因で，発達上の各種問題が起こりやすくなることが注目されている。虐待はスト

2．児童虐待の影響に関する理論とモデル

レッサーであり，長期にわたると，脳の構造的変化が生じ，免疫機能，神経伝達物質，交感神経系，視床下部 – 下垂体 – 副腎系（以下HPA系と略記する）を含む身体のストレス反応システムに障害を生じさせやすい。虐待のような感情的に強烈な体験をすると，脳の発達やその構造，および神経回路網の発達に影響することがある。脳内の特定の回路が過剰に用いられると，その回路はより強固になって起動が早くなるが，これが過覚醒や解離のようなプロセスを起こしやすくさせてしまうのかもしれない。また，特定の脳内のニューロンのシナプス結合が使用されないでいると，それらはなくなってしまい（つまり選択的刈り込みもしくは神経細胞の死滅によって），欠損領域となってしまう（例えば，ある種の情動を処理したりラベルづけしたりできなくなる）かもしれない。

　HPA系は，虐待を受けることで精神生物学的な障害が生じる主要なシステムとして注目されている。愛着関係は，HPA系の反応に影響を与える，つまり虐待されている子どもは不安や恐怖を鎮めるために親密な人間関係を用いるという経験を与えてもらえないのである。HPA系の機能に異常が生じると，記憶や学習のような認知面に障害が引き起こされると同時に，抑うつや不安も引き起こされる。虐待の内容によって，HPA系の異なった機能障害が生じると考えられる。より人生早期の虐待は，HPA系が過活動を起こしやすくなり，そのような子どもは後に急性のストレスに対して脆弱になる。また慢性的な虐待は，HPA系が長期にわたってその影響を受け，うつ状態でのHPA系の反応の鈍化に関係してくる。虐待経験を持つ大うつ病の女性はHPA系が過覚醒状態を示すことがある。これはPTSDのための調節障害であり，虐待経験だけでPTSDのない場合にはまれである。トラウマによる神経内分泌の効果は，女性で顕著であり，性的暴行を受けた場合にも顕著になることが示唆されている。

> 愛着関係がHPA系の敏感さに影響することがある

　発達的外傷モデルでは，予後不良の重要な媒介要因としてPTSD症状がある。虐待が原因の症状が頑固に続くことがあり，ストレス反応メカニズムに影響を受けた被虐待者は圧倒されてしまい，一貫した自分という感覚や対処能力が障害され，不適応になることがある。性的虐待の被害者が，「大きい，赤い，怒っている」という形容詞を，「息苦しい，喉が詰まる，呼吸ができない，身体が重い」という感覚だと言ったり，「恐怖を感じる，危険な状態である，閉じ込められた」という感じだと言ったり，「いやだと言う，泣く，嘆願する，解離する」といった行動をするのは，珍しいことではない。虐待を受けると，ワーキングメモリは常に緊張した状態となり，侵入思考，悪夢などのPTSD症状が引き起こされる。また逃げたり暴力を回避したりといった行動の記憶は思い出しづらくなり，その後のいろいろな場面で被虐待者は虐待を受けやすくなってしまう。そして，トラウマに関連したイメージが心を占有し続け，その結果，感情反応はより強くなるが，適切に行動したり自分を守ったりする行動は起こしにくくなってしまう。

> 発達的外傷モデルでは，予後不良の重要な媒介要因としてPTSD症状が考えられている

2.2 社会的認知的情報処理モデル

> 虐待を受けると情報に対して選択的に注目したり解釈するようになる

　社会的学習理論と情報処理理論という別の視点からは，人は虐待を受けると情報に対して選択的に注目したり，解釈するような状態一致処理（state-congruent processing）が促進され，恐怖，怒り，不安，抑うつ，興奮が増加してしまうと考えられている。そして，人は結果として生じた感情と虐待の経験が一致することを期待してしまうのである。その１つの例は，「ストレス誘発性の注意欠陥」と呼ばれている（Dumas & Wekerle, 1995）。ストレス誘発性の注意欠陥とは，他者の意図や行動をネガティブに偏って知覚し解釈することである。その結果，自己と他者に対して不快感を覚えることとなる。例えば，攻撃行動や性的行動を見たことがあったり経験したことがある場合には，アルコールは攻撃行動や性的行動を引き起こしやすくするかもしれない。もし虐待の引き金とアルコールがペアになっていたとすると（例えば，虐待の加害者が酒で酔っていたこと），アルコールの効果についての間違った認知が形成され，これが虐待と物質乱用を関係づけてしまうのかもしれない。また虐待は他者を虐待者か被虐待者かのどちらかで認識させてしまう二分割思考に偏らせ，その結果自分を守るために先制攻撃をさせてしまうかもしれない。その上，「アルコールによる近視眼」と言われるように視野が狭くなり，アルコールのせいで抑制が弱まり，問題行動を引き起こすのである。したがって，ストレスがかかったり，アルコール摂取によって，狭い範囲の情報で行動してしまうようになる。虐待を受けた者が，ストレスを過剰に回避したり，ネガティブな情動を麻痺させたりするような対処行動は，長期的な視点から見ると問題の多い対処行動であることが示唆されている。つまりそうなってしまうと，保護者から危害を加えられる可能性が低い場合にも虐待に対する感受性は減少せず，周囲の世界を危険で信頼できる人のいない世界として一般化しすぎてしまい，自己防衛に関するセルフ・エフィカシーは低いままとなってしまうのである。

> 虐待者対被虐待者の二分割思考は自分を守るための先制攻撃をさせてしまう

　Dodgeらは，攻撃的な子どもの反応や情報のコード化と抽出，および想起における歪みを記述し，攻撃的な子どもには**敵意帰属バイアス**があるとしている。特に，意図が曖昧な他者の行動を，挑戦的あるいは好戦的と解釈する傾向が攻撃的な子どもにはみられる（Dodge, 2003）。このような敵意帰属バイアスがあると，有効な攻撃行動ではなく，反射的な攻撃行動をとるようになってしまう。虐待を受けた子どもは，過去には実際の脅威に適応するための反応であった，脅威に対する過敏性を強めていく傾向がある。

> 敵意帰属バイアスは情報のコード化と抽出，および想起における歪みである

　怒りの閾値が低くなっていたり認知的な混乱がある場合，脅威を予測したり，実際に脅威に出合うと，子どもの感情反応は不安定になる可能性がある。おそらく，虐待を受けた子どもは，より容易に感情に圧倒されてしまい，認知的な情報処理をうまく行えなくなり，適応行動をとれなくなるのだろう（攻撃行動や社会的引きこもり，および無反応というように）。以上のようなモデルについて，研究が進められてきており，幼児期や青年期に受ける虐待の悪影響と予後，そして，悪影響が維持されるメカニズムについて包括的に理解できるようになるだろう。現在これらのモデルは，児童相談所での虐待を受けた方々へのグループに対する介入方法の開発や実施における，将来有望なモデルとなっている。そのような目

標のはっきりした介入は，今後の開発次第で効果的な働きかけを可能にし，世代間の暴力の連鎖を断ち切ることができるようにしてくれるかもしれない。

3 診断と治療的示唆

　児童虐待と，心理的そして行動的問題との幅広いつながりが，研究によってあきらかになってきた。虐待は，子どもの正常な発達を阻害し，アセスメントと介入が必要な短期的もしくは長期的な影響を被虐待児におよぼすことがある。虐待を受けた子どもには，気分障害，不安障害，物質使用障害，反社会性の障害がみられることが多い（MacMillan & Munn, 2001）。

> 虐待を受けた子どもは，人生の中で何度も同じような被害に遭い，さまざまな精神症状を示す

　虐待を受けた子どもは，人生の中で何度も同じような被害に遭い，さまざまな精神症状を示す傾向がある。虐待を受けたすべての子どもや青年が早期の虐待に関連した心理的な影響に苦しんでいるわけではないが，多くの子どもが重大な心理的障害を経験していることは事実である。虐待を受けた子どもや青年は，長期にわたって強い苦悩を個人的にひきずり，次世代への連鎖を阻止するためのサービス・システムの世話になることが多い。虐待を受けた子どもは単一の障害になる危険性が高いが，彼らは成人後には合併した障害を持ったり，重複期間のある形で複数の障害に罹患していくことがよくある。

> 虐待を受けた成育歴があるかどうかが不適切な性行動でわかることがある

　虐待と問題行動との関係には，以下の2つ以外には一貫した関係はほぼ見られない。つまり，（1）性的虐待を受けると性的行動化を起こしやすくなり，（2）身体的虐待を受けると攻撃行動を起こしやすくなる。性的虐待を受けた子どもは，適切な発達以上に性的行動に関与してしまう。性的逸脱行動には，人形を用いた性的な遊び，性器への異物の挿入，過剰なマスターベーション，誘惑的な行為，年齢に不適当な性の知識の獲得，他者からの性的刺激を求めるといった行動がみられる。このような性的に逸脱した行動は，虐待歴のない子どもと性的虐待を受けた子どもを鑑別する1つの重要な要因である。このことから，他の種類の虐待と比較して，性的行動化が性的虐待に特有の結果であることが示唆される。

　性的暴力は女性に対して致命的な影響を与える。児童期の性的虐待と近親相姦は，女性が成人後に直面する問題の危険因子となる。性的虐待を受けた女性に生じる問題は，配偶者間暴力，慢性病（たとえば，婦人科的疾患，慢性疼痛，関節炎，過敏性腸症候群），抑うつ，自傷行為，自殺企図，不安，物質乱用，食行動の乱れ，PTSDなどである。また，性的虐待を受けた子どもは，思春期に多数のパートナーと関係を持ったり，年少の時期にセックスを開始したり，年齢差の大きい配偶者を選択するかもしれない。一般的に，思春期の女子は男子に比べて危険な行動をしない傾向があるが，しかし薬物を乱用したり危険な性的行動を行った場合には，生涯健康問題に苦しむことになる。そのような危険行為をする一部の少女は，将来街娼やホームレスになったり，セックス産業で働いたりして，さらに犠牲になったり病気になったりする可能性を高めてしまう。おそらく，女性は，成長と自己同一性の確立のためにより対人関係に頼るので，虐待という裏切り行為を受けるとより破滅的な人生を歩むことになる。

3.1 児童虐待に関連する精神医学的な障害

3.1.1 気分障害

　一般的に，抑うつ症状と児童虐待には関連があるといわれている。児童期に虐待やネグレクトを受けると，虐待された経験のない人と比較して，思春期から青年期の間に気分変調性障害と大うつ病性障害に罹患する確率が2～3倍になる。児童期に性的虐待を受けた人は，重度の社会的引きこもり，抑うつ気分，アンヘドニア（以前楽しんでいた活動，余暇やセックスなどに対して興味・関心を失うこと）といった内面的な症状を示し，無価値感と罪責感をもつようになる。虐待された子どもに共通するのは，罪悪感（虐待という出来事に対して責任があると感じる），無力感と絶望感などの感情や睡眠障害，食欲の低下，自尊心の低下などの症状である。

> 性的虐待の被害者は社会的引きこもりや各種の内面化した症状を示しやすい

表3　うつ病性障害の症状

大うつ病
- 抑うつ気分や焦燥感
- 活動に対する興味，喜びの減少（アンヘドニア）
- 食欲や体重の変化，あるいは著しい体重増加または体重減少
- 睡眠障害
- 落ち着きのなさ，または動作緩慢
- 疲労感
- 無価値感または罪責感
- 集中困難あるいは決断困難
- 自殺企図や自殺未遂を伴う死についての反復思考

気分変調性障害
- 食欲や食事量の亢進あるいは減退
- 睡眠の質の低下
- 疲労感，気力の低下
- 自尊心の低下
- 集中困難あるいは決断困難
- 絶望感

(American Psychiatric Association, 2000)

3.1.2 自殺行動／自傷行為

　児童期の虐待履歴は，児童期以降に生じる自殺の重要な危険因子である。児童期に性的虐待を受けた若者が自殺をするリスクは，虐待を受けていない若者の12倍である。
　虐待を受けた若者は，思春期に対人関係上の困難に直面すると，自殺企図を引き起こすことが多くなる。虐待を受けた子どもは，適切に対人関係のスキルを身につけることができず，社会的に孤立してしまったり，他者と敵対した関係に陥ってしまったり，恋愛問題により強く反応してしまうことがあり，これらが自殺行動の危険性を高めてしまうのである。性的虐待の履歴があり自殺念慮がある

> 性的虐待と心理的ネグレクトのみが自傷行為を予測する

人は，虐待を受けた年齢が比較的高く，実家から出ていないことが多い。

自殺にまでは至らない自傷行為と児童期に受けた虐待の関連についての研究の大部分は，成人を対象にしている。例えば，自傷行為のみられる成人の62％に，児童期に性的虐待あるいは身体的虐待を受けた経験があると報告されている。Zorogluら（2003）は，虐待を受けた青年と虐待を受けていない青年を比較して，虐待を受けた青年で自傷行為の発生率が27倍になることを発見した。また，性的虐待を受けた青年は，より意図的に自傷行為を行う傾向がみられると報告された。虐待を受けた児童・青年の治療に関わっている臨床家は，定期的に自傷行為と自殺のリスクについてアセスメントを行う必要がある。

> 虐待された青年や子どもの治療を行う者は常に自傷行為や自殺の危険性についてアセスメントしなければならない

3.1.3　不安障害

虐待された子どもには共通して，不安感，悪夢，特定の場所に対する不適切な恐怖，両親から離れないといった症状がみられる。身体的虐待を受けた子どもに関する研究から，虐待を受けた経験のある人は，DSM-III-Rにおける不安障害のカテゴリーの診断基準を満たす人が一般人口の約2倍であると報告された。また，過剰不安障害の診断基準を満たすのは一般人口の約3倍であり，全般性不安障害（GAD）の基準を満たす人は約4倍であるとされている（Flisher et al., 1997）。DSM-IVでは，過剰不安障害の診断名はGADに含まれるようになり，過剰不安障害という名称は使用されなくなっている。

> 多くの障害が発達につれて発症していくため，一時的な行動も習慣的な特性的行動も測定しておかなければならない

表4　不安の症状

全般性不安障害
・落ち着きのなさ
・疲労
・集中困難
・過敏性
・筋緊張
・睡眠障害

分離不安障害
・家庭や愛着のある人物から分離が予期された場合，あるいは実際に引き離される場合に繰り返し観察される過剰な苦痛
・愛着のある人物を失うのではないか，あるいは愛着のある人物が傷つけられるのではないかという持続的で過剰な心配
・思いがけない出来事のために，愛着のある人物から引き離されるのではないかという持続的で過剰な心配
・分離が必要である場合に，不登校になったり外出拒否をする
・一人でいることを恐れ，離れたがらない
・愛着のある人物が隣にいないと眠らない，あるいは寝ることを嫌がる
・分離のテーマを含んだ悪夢をみる
・愛着のある人物と引き離される，あるいは分離が予期されるときに身体症状（例えば，頭痛，腹痛，吐き気または嘔吐）が生じる

(American Psychiatric Association, 2000)

3. 診断と治療的示唆

　GAD は，過剰な心配や不安に関するコントロール困難な思考によって特徴づけられる。虐待を受けることが予測できず，そのきっかけが曖昧で，虐待される状況が一貫していなかった場合，虐待を受けた人は不確実感をもちやすい。そのような場合では，GAD の認知的症状に加えて，行動的症状（疲労，睡眠障害など），身体的症状（筋緊張など），感情的症状（神経過敏など）がみられる（American Psychiatric Association, 2000）。

　虐待によって心的外傷を受けた子どもは，未知なる恐怖と脅威をできるだけ感じない状態を維持し，安心感を得るために分離を嫌がることがある。さまざまな不安症状と不安障害が児童虐待に関係しているので，虐待被害者の評価をするときには，DSM-Ⅳ-TR のすべての不安障害の診断を参照したほうがよい。社会的機能を障害する不安症状を示している子どもが，特定の不安障害の診断に合致しない場合には，特定不能の不安障害の診断を考慮するべきである。

> 虐待被害者の評価をするときには，DSM-Ⅳ-TR のすべての不安障害の診断を参照したほうがよい

3.1.4　外傷後ストレス障害（PTSD）

　ある出来事によって心的外傷を受けると，最初の反応として過覚醒，特に活動亢進が起こり，日常生活に障害が生じる。さらに，心的外傷が繰り返されることにより，解離や感情障害や現実生活の記憶に障害が生じて，社会への適応が困難になってくる。単回性のトラウマでは，病理的な恐怖や危険でないもの（人や物）を危険と誤って認知してしまうことが強調される。慢性的な虐待では，その強烈な虐待の経験によって PTSD が生じる可能性がある。しかし，アセスメントでは，PTSD の診断には至らない症状も考慮することが重要である。なぜならば子どもにおいては，それらの症状が重要な社会的機能の欠損に関連することがあるためである。残念なことに，児童福祉機関においても，より一般的な虐待されている子どもについても，コミュニティの若者の PTSD 症状に関する疫学的知識が得られていない。成人の PTSD に関する研究では，PTSD と診断されるのは大多数が女性であり，他の疾患（特にうつ病）から見つかることが多い。PTSD は，社会生活，身体，情緒などのその人の全般的な健康を損なう。身体的虐待や性的虐待を受けた子どもの 21〜55％に PTSD がみられるといわれている。虐待を長期的に受けている場合や，いろいろな暴力にさらされた場合に，より PTSD を発症しやすくなる。PTSD の症状があると，行動抑制が起こり，上手な対処行動を取れなくなる。

> PTSD の症状があると，行動抑制が起こり，上手な対処行動をとれなくなる

　虐待によって PTSD を発症すると，安全を維持しようとする性急な試みがみられたり，現在の自分自身にトラウマティックなストレッサーを統合しようとする試みがみられることがある。存在を脅かされるような，直接的あるいは間接的なストレッサーを子どもが経験することによって PTSD が発症し，子どもは知覚的な反応と生理的な反応を示す。ストレッサーの主観的な影響は，心配や無力感，および恐怖として表現される。虐待という行為は，ディスエンパワメント（能力や力を奪う）の行為の1つであり，常識を無視した養育者の力の乱用である。また，ある種の虐待は，巧妙に徐々に行われるため，主観的な反応を引き起こさないこともありうるが，長期的にはやはり外傷的ストレッサーとして機能することが

ある。外傷的なストレッサーには，主要な症状が3種類あり，診断するためには，それらの症状がみられる必要がある。PTSDの3症状モデル（three-cluster symptom model）は，以下の通りである。

> PTSDの3症状モデルは，トラウマの再体験，トラウマに関連した手がかりの回避，および過覚醒に関する問題からなる

（1） 外傷の再体験（フラッシュバック，悪夢など）
（2） 外傷に関連した手がかりの回避と情動の麻痺
（3） 過覚醒に関する問題（入眠困難や中途覚醒といった睡眠障害，過剰な驚愕反応，あるいは驚愕反応の消失など）

これらの症状は，身体症状（逃避／回避するための胃痛，頭痛など），自己破壊行動（情動麻痺から解放されるために行う自傷行為など），敵意（過覚醒状態での暴力，外傷を再体験しようとする性的な遊びなど）といった形で生じることもある。

虐待から生じるPTSDの臨床研究は，現在のところ少ない症例でしか検討されていない。シェルターにいる子どもについて行われた最近の研究では，PTSDが他の気分障害や不安障害，特に気分変調性障害，大うつ病性障害，全般性不安障害，広場恐怖を伴う／伴わないパニック障害，特定の恐怖症と合併することが明らかとなった（Linning & Kearney, 2004）。PTSD症状の中で日常生活の障害となるのは，過敏性／怒り，悪夢，他者からの孤立感である。最も頻繁にみられる症

表5　PTSDの症状

PTSDの症状クラスタ

1) 外傷的出来事の再体験
 ・繰り返し何度も想起される外傷的な出来事に関するつらい記憶
 ・繰り返し何度もみてしまう外傷的な出来事に関する夢
 ・外傷体験に類似した経験を繰り返す
 ・外傷体験に象徴的な出来事や類似した出来事に反応して生じる強い精神的苦痛
 ・外傷体験に象徴的な出来事や類似した出来事に反応して生じる生理的な反応

2) 外傷に関連した刺激の持続的な回避
 ・外傷に関連した思考，感情，会話の回避
 ・外傷の記憶を呼び起こす活動，場所，人物の回避
 ・外傷体験を想起できないこと
 ・重要な活動に参加する興味・関心の欠如
 ・他者との疎遠な感じ，孤立感
 ・感情の幅が制限されること
 ・未来が短縮された感覚

3) 持続的な過剰な興奮
 ・入眠困難，中途覚醒
 ・易怒性や怒りの爆発
 ・集中困難
 ・過覚醒
 ・過剰な驚愕反応

(American Psychiatric Association, 2000)

状は，外傷に関連した考え，感情，手がかりの回避，外傷的な記憶に対する苦悩，外傷となった場面の想起困難，悪夢，集中困難である。PTSD は，重度で頻繁な過覚醒症状，過度の驚愕反応，他者からの孤立感によって診断される。最も一般的な症状は，危険が間近に迫っていると漠然と感じる症状（「何か恐ろしいことが起こるのではないか」）と，外傷についての再体験と侵入的想起である（「恐ろしい夢や悪夢」「嫌なことを忘れられない」）。年長の子どもでは，3つの診断基準を全て満たすことが多いが，年少の子どもの症状については DSM-Ⅳ の PTSD の診断基準はあてはまらないことがある。

> 小児の症状については DSM-Ⅳ の PTSD の診断基準はあてはまらないことがある

　全体的に，虐待の治療で PTSD は過小評価されてしまう傾向がある。PTSD の複雑な症状よりも，抑うつや不安に注目が集まってしまうのである。しかしながら，患者が再体験や悪夢を頻繁に経験するようならば，そういった苦痛を生じさせる夢や考え，侵入的な思考は，患者の虐待への誤った対処として考慮されなければならない。さらに，青年期と成人期前期では，パーソナリティに関連した問題が増加する。成人の PTSD に関する研究では，慢性的な虐待によって，より「PTSD 的な人格」が形成されたり，複雑性 PTSD を発症したりすると考えられている。成人の PTSD でみられる特徴的な症状として，衝動性，攻撃性，自己破壊性，自暴自棄，絶望感，身体化症状，一時的な解離性エピソード，親しい関係を維持することが困難であるといった症状がみられる。

3.1.5　解　離

　解離とは，精神的な回避戦略，あるいは意識水準を変えて感情を麻痺させる無意識的な試みであると考えられている。感情を切り離した状態にするために，人は感情，思考，行動を別々のものとして切り離す。子どもと青年において，解離はトランス様の状態（例えば，会話中に突然取り乱したかのように顔を背けるなど）として出現することがある。あるいは，行動の突然の変化（例えば，協力的であったのに次の瞬間には反抗的になったり，攻撃的になったりするなど）として出現することもある。一般的に，解離性エピソードの間の行動は，正常なときには思い出すことができない。解離は，健忘，非人格化，現実感の消失として出現する可能性がある（例えば，現実の自身の行動がわからなくなる，孤立感，自分が自分の外にいる感覚，体の一部の痛みを感じないなど）。あるいは，アイデンティティの変化として経験されるかもしれない（例えば，本当の自分 vs 公共の場で作られた自分，他の誰かのふりをしているようなカメレオンのような人格）。解離は，コミュニケーションの中断と再開，内容と時間の一貫性が欠如した会話，白昼夢・空想，少し嫌な出来事に対する過剰な情動反応や行動反応として観察される。

> 無意識的であろうと意図的であろうと，無感情状態への変化は「解離」と呼ばれる

　解離は，虐待を受けた子どもの自己の感覚を断片化させると考えられる。ネグレクトを受けた子どもには，その兆候は明らかでないが，就学前に身体的虐待や性的虐待を受けた子どもは，解離の徴候を示すことがある。解離と身体的・性的虐待の特異的な関連にはエビデンスが存在する。性的虐待を受けた子どもは，虐待を受けていない子どもと比較して，非常に重度の解離を示すが，身体的虐待を

受けた子どもでは重度の解離はみられない。しかし，両親の報告では，子どもの示す解離症状について身体的虐待と性的虐待の両方に重要な関連が示されている。暴力的な虐待であったり，複数の人間から虐待を受けた場合に，解離はより生じやすいようである（Trickett et al., 2001）。

> **臨床スケッチ**
> **解 離**
>
> 9歳のA子は，友だち（B子）と近所のプールで泳いでいた。このプールは，近隣の住人（C氏，男性）が妻の外出する土曜日に近隣の子どもたちに開放しているものだった。しかし，独特なルールがあり，男の子はこのプールに入ることができなかった。C氏と妻には子どもがいなかった。C氏は「泳ぐ方法を教えてあげるよ」と言って，A子に近づいて，腰の辺りに手を回した。A子は，乱暴にC氏の手を払いのけて，「泳ぎ方はもう知っているわ！」と言い返した。恐ろしいことに，C氏は小児性愛者であった。C氏は，より幼いB子に襲いかかったのだった。A子とB子は怯えて泣いてしまった。A子とB子に対する性的虐待は夏の間中続いた。時が経ち，A子はティーンエイジとなった。A子は，男の子とデートをしてプールに泳ぎに行った。プールでボーイフレンドが近づいてきたとき，A子は無意識的に彼を蹴り飛ばし，肋骨が折れるケガをさせてしまったのだった。

> 身体的虐待のみを受けた子どもでは解離症状は虐待を受けていない子どもと同程度である

　解離を評価する場合，青年に対しては，解離体験スケール（Dissociative Experiences Scale）のような自己記入式スケールを用いて評価を行う。子どもにおいては，過度の空想癖や会話中あるいは遊戯中に「冷静さを失う」といった教師の報告から評価する。以下に，子どもに対する観察の一例を挙げる。遊戯療法の場面で，8歳の女の子が，女の子の人形の性器の部分に銃のおもちゃを発砲した。それは，重大な性的虐待の場面の再現であった。そして，女の子は急に遊びを止めて，顔を背けた。女の子が遊びを再開すると，今度は魔法の絨毯での遊びを希望した。このように，臨床家は，自由な遊びの場面において解離を観察して評価する。年長の子どもでも解離は報告されている。たとえば，身体的虐待を受けていたり，たびたび家庭内暴力を目撃していた12歳の男の子は，首の後ろの（想像上の）スイッチについて話をしてくれた。男の子の説明では，スイッチを上げると何も感じなくなり，スイッチを下げると感情が戻ってくるということだった。

3.1.6　行動上の問題と障害

　身体的虐待を受けた子どもは，予測できない怒りと攻撃性を示しやすい。そのような子どもは，ちょっとしたことで不快な出来事を予測し，即座に強い怒りを示すようになる。このような攻撃的な反応は，脳内で非常に迅速な（自働的な）処理がなされ，「停止」することが困難である。したがって，そのような子どもは冷静な反応をすることも難しい。調査研究から，身体的虐待を受けた子どもは，他者に敵対的な意図があると思い込むこと，怒りと脅威に関する感受性が非常に強いことが明らかとなった。児童虐待を受けることで，怒りがより迅速で激しい反応として発達していくのだろう。虐待を受けると，共感性の欠如（例えば，人が泣いていても無反応であったり，意図的に他者を傷つけるような行動をするこ

> 虐待を受けた子どもにとって，攻撃は共感性の欠如や，過覚醒の問題，怒り，および衝動性と関連している

臨床スケッチ
乗物による殺人

ここでは，自動車によって殺人を犯した若い男の話を記述する。この青年は，自動車を用いて自身の怒りを表現していたようで，「自動車が自分の武器なのだ」と言っていた。青年は，自動車で衝突事故を起こす直前に，どのような感情であったのだろうか。この青年は，児童期にアルコール依存症の父親から言葉による虐待と身体的な虐待を受けていたという背景があった。

インタビュアー：非常に怒っていたということですが，自動車を運転していたときに何を感じていたかお話し下さい。

青年：私はとてつもなく怒っていました。うまく説明できませんが，たとえれば気が狂った犬とでも言えばいいのか……そのとき音楽が流れていたのか，男たちが何か言っていたのか思い出せません。男たちが話をしていた，そして，音楽を流していたのも知っています。しかし，そのどれも思い出せないのです。私は，その場を去りました。……そして私は頭がおかしくなりました。まさに気が狂った犬……その時，誰も私を止めることができなかったでしょう。衝突するまで怒りをおさめることはできませんでした。衝突して，私は正常な意識を取り戻しました。その時点から後のことは，すべて覚えています。

(Kelly & Totten, 2002, p.159)

表6　攻撃性の症状

反抗挑戦性障害
・しばしば冷静さを失う
・しばしば成人と言い争う
・ルールや要求を無視するか，従うことを拒否する
・わざと他者を困らせる
・他者の行為を責める
・些細なことで腹を立てる
・よく怒っていたり，憤慨している
・悪意に満ちている，あるいは報復的である

行為障害
・他者をいじめたり，脅迫したり，威嚇する
・殴り合いのケンカをする
・他者に危害を及ぼすような武器を用いる
・人や動物に対して行う残虐な行為
・直接的に人から物を盗む（たとえば，強盗）
・性的行為の強要
・計画的な放火
・故意の破壊行為
・他者の所有物の破壊
・うそをつく
・人がいない間に物を盗む（たとえば，万引き）
・少なくとも2度の家出をしたことがある
・無断欠席

(American Psychiatric Association, 2000)

となど），怒り，衝動的な行動化（例えば，「かっとする」というような即座に反応してしまう行動）を学習し，攻撃性を身につけていくと考えられる。研究から虐待と問題行動の関連が示されているが，虐待を受けた子どもは，攻撃行動とともに引きこもりの行動も示すかもしれない。その結果，社会的な機能を失っていくことになる。

思春期に，身体的な虐待を受けると，非行（たとえば，万引き）や危険行為をするようになる。破壊的行動障害の有病率に関する研究では，身体的虐待を受けた児童・青年と，虐待を受けていない統制群の比較を行った。その結果，虐待を受けていた群で，行為障害と反抗挑戦性障害についてより高い有病率がみられた。特に，身体的虐待を受けた男性と女性は，潜在的な媒介要因（たとえば，親の精神病理，家族間の結束の欠如，親からの支援の欠如）を統制すると，行為障害の診断基準に合致する人数が9倍であった（Kaplan et al., 1998）。さらに，虐待を受けていた女性は，武器を隠し持ち，暴力的であれ非暴力的であれ非行に走るようになる（Wolfe et al., 2001）。

攻撃性や非行は，児童期に性的虐待を受けた者にも共通してみられる。身体的虐待や夫婦間の暴力を目撃したことよりも，性的虐待は女性の犯罪行為の最も強い予測変数であった（Herrera & McCloskey, 2003）。児童期の性的虐待は，行為障害と反社会性パーソナリティ障害と同様に，成人期の破壊的行動の予測変数となる。

> 身体的虐待を受けた子どもに破壊的行動障害が顕著に出現する

3.1.7 物質使用障害

身体的虐待や性的虐待を受けた子どもは，より早期に喫煙，飲酒，違法薬物の使用，薬物の注射，非医学的な薬物の乱用をする可能性が高くなる（National Clearinghouse on Child Abuse and Neglect Information, 2004）。全国規模の調査では，身体的虐待あるいは性的虐待を受けたことがあると，アルコール，マリファナまたはその他の薬物の乱用・依存の危険性が2倍となることがわかっている。この調査のサンプルは，児童期に虐待を受けた者であったが，彼らは違法な薬物を乱用する以前に虐待を受けていた。したがって，虐待を受けた経験が，後に子どもに対する虐待や薬物依存に陥る危険因子となることが示唆された。さらに，国立薬物乱用研究所（NIDA）は，薬物治療プログラムに参加している人の3分の2ほどが，過去に身体的虐待，性的虐待，心理的虐待を受けていたと報告している。虐待を受けた者は，虐待に関連したストレスへのコーピングとして，薬物やアルコールの乱用をするのかもしれない。アルコールや薬物を使用すると，過覚醒症状や不快な感情が緩和・麻痺されて，幸福感が生じると考えられる。このことから，物質の乱用は，実際の外傷体験ではなく，外傷体験に曝露されたときに生じるネガティブな感情反応と関係していることが示唆される。アルコール摂取によって，PTSD症状が悪化することには注意が必要だが，PTSDと物質乱用は合併していることが多く，このことは上述した理論を支持している。

薬物乱用と児童期の虐待には，他にも多くの変数が関連しており，それらの関係を複雑にしている。たとえば，薬物乱用とアルコール乱用がみられ，過去に性

> 児童期の虐待でストレスが増加するため，対処メカニズムとしてアルコールや薬物が使用されるのかもしれない

3. 診断と治療的示唆

表7　物質使用障害の症状

物質乱用
- 物質乱用が繰り返されるために，学業，仕事，家庭における義務を果たせない
- 身体的に危険な状況でも，物質の使用を続ける
- 物質乱用のために法律的な問題が生じる
- 社会的あるいは対人関係での問題が生じているにも関わらず，物質の乱用を続ける

物質依存
- 物質への耐性（同じだけの効果を得るために使用量が増加する。あるいは，同量の使用では得られる効果が減少する）
- 引きこもり
- 物質の使用量の増加
- 意図したより長い時間の物質の使用
- 物質の使用量を減らそうとしたり，コントロールしようとしてもうまくいかない
- 物質を入手することにかなりの時間を費やす
- 物質の使用のために社会的活動，職業活動，娯楽活動を諦める
- 身体的，精神的悪影響にも関わらず，使用を続ける

(American Psychiatric Association, 2000)

的虐待を受けていた若者の両親もまた薬物乱用者であるかもしれない。物質使用障害に関して，遺伝，モデリング，虐待の経験の影響は切り離しがたいものである。加えて，物質乱用と児童期の虐待は互いに危険因子となることが示唆されている。たとえば，虐待を受けることによって薬物乱用をする可能性が増加し，薬物乱用をすることで自身の子どもへ虐待を行うリスクが増加する可能性がある。物質乱用は，他の精神医学的な障害（例えば，うつ病）と関連して生じることも多い。また，物質乱用による学業や社会生活への影響も評価されるべきであり，物質乱用に関する広範な評価を行うためには構造化された評価が推奨される。

> 物質乱用のアセスメントには構造化された評価と，連鎖関係，社会的機能への影響などを含めるべきである

3.1.8　摂食障害

摂食障害と非機能的な食行動もまた，児童期の虐待と関係している。10代の摂食障害の危険因子としては，親の精神病理，児童期の摂食障害，本人の気難しい気質などがあげられるが，児童期に性的虐待や身体的虐待を受けることもまた，摂食障害や体重に関する問題を生じるリスクとなる。性的虐待を受けていた10代の青年は，自身の体重について強い苦痛を感じやすいようである。そして，虐待を受けていない10代の青年と比較して，より細い体型を理想として挙げる。身体的な虐待と摂食障害の関連も経験的に支持されている。神経性過食症の治療中の女性や神経性過食症から回復して1年以上経った女性の多くは，過去に身体的虐待や心理的虐待を受けていたと報告している。現在，感情障害や攻撃性と虐待に関する研究は数多く実施されているが，摂食障害と児童期の虐待の関連性に関する研究はまだ多くない。例えば，研究段階の仮説として，ネグレクトを受けていた人は，健康的な食生活を送ることや標準的な体重を維持していくのに何らかの障害を生じるのではないかという仮説がある。性的虐待を受けた女性が，自

> ネグレクトを受けていた人は，健康的な食生活を送ることや標準的な体重を維持していくのに何らかの問題を抱えることがある

身の体重や身体的な魅力に関して，過剰な関心を示しやすいことは臨床的によく観察される。あるいは逆に，過剰に体重を増やすことで男性から性的な関心を引かないように「シールド」を張ったり，自身の体重や身体的な魅力にまったく関心を示さない女性もいる。

表8 摂食障害の症状

神経性食思不振症
・ある年齢で期待される体重の85%以上を維持することを拒絶する
・体重増加や太ることへの恐怖
・自己評価は，ボディ・イメージに基づいている。ボディ・イメージが障害されている
・3カ月間無月経である

神経性過食症
・コントロールできない食行動のエピソードが繰り返しある
・1回で食べる量が，多くの人が食べる量よりも明らかに多い
・体重増加を防ぐ目的で，繰り返し補償的行動を行う（つまり，自己誘発性嘔吐，下剤・利尿剤・浣腸などの乱用，断食，過剰な運動などをする）
・過食と浄化行動が，連続した3カ月の間に平均して少なくとも週に2回生じる
・自己評価は，体型と体重に基づく

(American Psychiatric Association, 2000)

表9 パーソナリティ障害の症状

境界性パーソナリティ障害
・現実，あるいは想像上においても見捨てられることを回避しようとする。
・理想化とこき下ろしを反復する不安定で強烈な対人関係
・自己に関する不安定なイメージ，または不安定な自己感覚
・自身に対する潜在的な衝動的行動（つまり，コントロールできない浪費，危険な性行為，物質乱用，危険運転）
・繰り返される自殺企図，または自傷行為
・極端な気分の振幅
・空虚感
・激しい怒り，または怒りのコントロールが困難であること
・ストレスに関連して妄想的になること，あるいは解離症状を示すこと

反社会性パーソナリティ障害
・社会規範に従わない，違法な行為を繰り返すこと
・詐欺（つまり，嘘をつく，偽名を使う，他者を騙す）
・衝動性
・無責任な行動
・自責感の欠如

(American Psychiatric Association, 2000)

3.1.9 パーソナリティ障害

> 身体的虐待の自己報告は反社会性パーソナリティと関係している

　児童期に受けた虐待によって，成長過程でパーソナリティ障害を生じるかもしれない。児童期に虐待やネグレクトを受けた人は，そうでない人と比較して，青年期にパーソナリティ障害に罹患する率が4倍になる。とりわけ，性的虐待，ネ

グレクト，その他のパーソナリティ障害の要因を統制すると，児童期の身体的な虐待は，反社会性パーソナリティ障害の発症と有意に関連していた。また，身体的な虐待，ネグレクト，その他のパーソナリティ障害の要因を統制すると，児童期の性的虐待は境界性パーソナリティ障害の発症と有意に関連していた。

3.1.10 症状が出ていない虐待被害者

　児童期に虐待を受けた子ども全員が，その後，心理的な問題に苦しむわけではない。性的虐待に関する研究のメタ分析では，アセスメント時点で21～49％の対象者が症状を示していなかった（Kendall-Tackett et al., 1993）。しかし，虐待経験を打ち明けて1年以上経ってから，より深刻な症状が出てくることもあるので注意が必要である。上述した研究で，虐待を受けていた人の一部に，精神医学的症状がみられなかったことに関して多くの分析がなされている。第1に，症状がみられなかったのは，ただ単に外傷体験から回復していただけと考えられる。第2に，たまたまアセスメント時に症状がみられなかったという可能性がある。精神症状は，実際に虐待を受けてしばらく経ってから生じることがある。つまり，思春期に経験する異性との関係において，外傷体験を思い出させる状況（たとえば，身体的な接近，身体的な接触，激しい情動，性的な経験など）で症状が現れるかもしれない。第3に，精神症状と行動上の問題のアセスメントが適切でなかったために，鋭敏に症状を評価できなかった可能性がある。第4に，虐待を受けていた人が，虐待の脅威を知覚したときにはじめて，苦痛を感じたり，症状が出現したりすることが考えられる。したがって，虐待の影響は多岐にわたり，虐待に関連した症状は単一ではないことが示唆される。

　虐待を受けて症状がみられる条件を検討するためには，心理学的な相関分析の手法によって多くの要因の影響を明らかにしなければならない。分析すべき要因としては，虐待を受けたときの子どもの年齢，発達の状態，虐待の種類，虐待の頻度と強度，虐待者と被虐待者の関係，家庭環境，家族の病歴などがあげられる。虐待が，より幼少時に始まり，より重度で，より暴力的で，より長期に及ぶ場合，社会への適応がより困難になる。また，虐待が複数の人間によって行われたり，虐待を受けているときに家族から支援を受けられなかった場合にも社会適応が悪くなると考えられる。さらに，子どものコーピング・スタイル，愛着の状態，「虐待を受けた」という自己認知などの要因が，虐待を受けた子どもの苦痛の程度や社会適応のレベルに影響することが予想される。臨床家は，虐待を受けた子どもが，再び虐待を受けないように注意し（再度犠牲者にならないようにするための予防），子どものセルフイメージを支援し，親からの支援を強化するべきである。しかしながら，その他のリスク・ファクターをもつ子どももいるので，悪化のサインや時間が経ってから生じた症状を発見するためにも，定期的にアセスメントを行うことが重要である。

> 虐待の影響に対する回復力の強い子どももいるが，現在症状がなくても後から出てくることもある

4 治療：児童虐待の犠牲者への介入

アセスメント

子どものPTSDを評価する面接法や質問紙で標準的な確立されたものはない

　児童期と青年期に虐待を受けた犠牲者は，多彩な心理症状と行動症状を示す。児童虐待を受けた患者に対して，治療を開始する前に包括的なアセスメントを実施することは不可欠である。臨床家には，アセスメントを実施するときに留意すべきいくつかのことがある。児童虐待はPTSDを引き起こすストレッサーとなるが，子どものPTSDを評価する面接や自己記入式の尺度は，現在のところ標準化されたものはない。したがって，被虐待児本人，虐待をしていないほうの親や養育者，教師，法律の専門家といった多くの関係者から情報を集めることが重要である。同様に，非構造化面接や半構造化面接，自己記入式尺度などを用いて情報を集めることも重要である。

　標準的な臨床面接（現在の症状，症状の経過，精神医学的病歴，発達歴，教育歴，家族歴，社会生活歴，精神状態など）に加えて，被虐待児に必要な評価を行う。加害者を同定し，虐待の期間，種類といった情報をできるだけ多くの関係者から聞き出すべきである。PTSDの症状とその他の虐待に関連した症状（抑うつ，破壊的行動など）については，その症状がみられ始めた時期，重症度，症状のみられる文脈，機能障害の性質などが評価されるべきである。PTSD症状がみられないからといって，虐待がなかったわけではないことに注意すべきである。また，虐待を受けた原因についてどう考えているのかというように，外傷体験を被虐待児がどのように受け止めているかを評価することも重要である。そこから心理療法を実施する際の有益な情報が得られるからである。包括的な評価は，詳細なケース・フォーミュレーションを行う時に役に立つ。ケース・フォーミュレーションをすることによって，治療を開始することができる。

臨床的な判断と併せて，標準化されたアセスメントを使用することが最良の方法である

　臨床的な判断と併せて，標準化されたアセスメントを使用することが最良の方法である。標準化されたアセスメントには，半構造化面接と自己記入式の尺度がある。半構造化面接は，精神障害があるかどうかを判断する際に役立ち，自己記入式の尺度は，構造化面接や半構造化面接を補足するために，被虐待児あるいは虐待を行っていないほうの養育者に対して実施する。虐待に関連した症状をアセスメントするために，Child PTSD Symptom Scale（Foa et al., 2001）など，いくつかの尺度が開発されている。

症状の変化を明確にするため患者に質問紙を実施すべきである

　治療の開始時にアセスメントを行い，治療を通して症状の変化を評価するために自己記入式尺度を用いる。患者が，症状の改善を確認するために，以前の検査結果を提示することは時に役に立つことがある。治療の効果を視覚的に提示することは，クライエントへのフィードバックにもなり，クライエントのセルフモニタリングによる気づきも増加させ，介入戦略（運動，セルフトーク，リラクセーション・トレーニングなど）を開始する手掛かりを自分で気づけるようにもなっ

ていく。

4.1 治療方法

　身体的虐待や性的虐待を受けた子どもは，児童期と青年期に心理的な症状や不適応行動などのさまざまな症状を示す。治療の目的は，虐待を受けた子どもが自身の経験を理解するのに必要なスキルを提供し，不適応的な反応に対処し，他者とうまく付き合う方法を身につけることである。治療は，症状の軽減と不適応行動の改善に焦点を当てるだけでなく，虐待による将来的なリスクを予防することでもある。近年のエビデンスを基盤とした治療を行う流れに従って，臨床家や専門家は，クライエントに最も有益な治療方法を決定できるように，最良の治療に関する研究について，それぞれの専門知識を集積していかなければならない。

　近年，被虐待児への治療効果を検討した研究は増加傾向にある。しかし，虐待の種類や研究デザインは一様ではなく，矛盾した結果が見られることもある。被虐待児への治療に関する 21 本の研究から，治療を受けた子どもの大多数は，治療を受けていない統制群よりも治療後に日常生活でより適応していることが示されている（Skowron & Reinemann, 2005）。認知行動療法（CBT）による介入が，被虐待児の治療として最も効果的であった。事実，American Academy of Child and Adolescent Psychiatry は，児童期の PTSD に対して，**トラウマに焦点を当てた認知行動療法**（trauma-focused cognitive behavioral therapy；以下 TF-CBT と略記する）を第一選択肢として認めている。複雑なケースであっても，余暇活動，運動，瞑想，ヨガなどと同様に，より迅速に症状の安定化を図り，ブースター・セッションやグループ治療によって治療効果が維持される TF-CBT が治療の根幹となる。

> 治療目標は，自らの経験を理解し対処し他者とうまくつきあうのに必要なスキルを身につけさせることである

> 認知行動療法による介入が最も効果が高い

4.1.1 トラウマに焦点を当てた認知行動療法

　TF-CBT は，児童期における性的虐待と身体的虐待の治療法として構成されている。TF-CBT は，トラウマによるネガティブな情動を治療するための行動修正法と認知療法の技法から生まれた治療法であり，心理的な苦痛がより少ない方法で虐待の経験を思い出せるようになり，再発を予防する方法である。多くの研究者が児童期の虐待に対してさまざまな介入法の検討を行った。その中で，治療効果を評価する科学的に最も厳密な方法である，無作為化比較試験が実施された。虐待に対する治療効果を検討した 5 つの無作為化比較試験から，支持療法や遊戯療法よりも，TF-CBT が効果的であることが示された。

> 無作為化比較試験が科学的に最も厳密な効果判定法である

4.2　作用機序：トラウマに焦点を当てた認知行動療法の構成要素

　トラウマに焦点を当てた認知行動療法（TF-CBT）は，抑うつ，不安，社会的な機能の障害といった PTSD の症状，そして PTSD に関連した症状をターゲット

> TF-CBT は認知的介入と行動的介入を行う治療法である

として，被害児童とその親に対して認知的介入と行動的介入を行う治療モデルである。元々の TF-CBT は，トラウマを負った被害者とその養育者が，トラウマから生じるネガティブな情動に対処し，ストレスフルなトラウマの記憶を処理する準備をすることを目的とした一連の介入方法である。TF-CBT では，被害者が恐ろしい虐待の記憶を保持しており，トラウマとなっている記憶を「意味のある物語」へと統合する必要があるという考え方が中心となる。さらに，児童期における性的虐待と身体的虐待の被害者に対して適用できるように，元々のモデルに新たな要素が付け加えられている。ここでは，TF-CBT のモデルを提示するが，用いるときには臨機応変に使用されることが望ましい。専門家は，クライエントの個々の必要性に基づき臨床的な判断によって，必要に応じた順序で治療を行うべきである。

表10　性的虐待や身体的虐待に対する TF-CBT の内容

子どもへの治療
・導入（治療の理論的根拠と治療内容）
・コーピング・スキル・トレーニング
　－感情表現のスキル
　－認知的コーピングのスキル
　－リラクセーションのスキル
・段階的な曝露
・認知と感情の処理
・心理教育
　－基本となる事実
　－パーソナル・セーフティ・スキル（安全確保のスキル）
・健康的なセクシャリティ（性的虐待の治療時のみ）

並行して実施する親への治療
・導入（治療の理論的根拠と治療内容，認知行動療法への導入）
・コーピング・スキル・トレーニング
　－感情表現のスキル
　－認知的コーピングのスキル
　－リラクセーションのスキル
・段階的な曝露
・認知と感情の処理
・心理教育
　－基本となる事実
　－パーソナル・セーフティ・スキル（安全確保のスキル）
・行動のマネジメントと他の育児スキル

(Cohen et al, 2002; Deblinger & Heflin, 1996; Runyon et al, 2004)

4.2.1　子どもへの治療：コーピング・スキル・トレーニング

　TF-CBT は，短期的な治療方法であり，約 12～16 回のセッションで終了する。しかし，より複雑なケースの治療には，より長い時間を要する。治療には，3 つの主要な要素があり，それはコーピング・スキル，曝露，心理教育である。治療の開始時には，異なったコーピング・スキルを身につけることに焦点を当てる

(約4セッション)。子どもは，感情を表現する言葉を身につけるようにトレーニングされる。他者の感情と同様に自身の感情に気づき，自身の感情を表現したり，怒りを処理する効果的な方法を学ぶ。そのようなスキルを学ぶ目的は，子どもが，特にストレスフルな状況に置かれた時に，自身の感情を表現できるようにすることである。そうすることで，治療に必ずしも必要なことではないが，子どもが虐待に関する感情を話し始めたときに，一緒に話し合うことができる。2番目に，さまざまなリラクセーション・テクニック，例えば，深呼吸や漸進的筋弛緩法などのトレーニングを行う。子どもの年齢によって，リラクセーション・スキルの指導方法はさまざまである。たとえば，「シャボン玉遊び」は，幼い子どもに不安を押し出す方法や心配事を手放す方法を教えるときに有効である。年長の子どもには，瞑想（例えば，注意を向けること，判断せずに思考を観察すること），創造力の視覚化（例えば，清浄で，新鮮で，生き生きとした空気を吸い込み，暗く，不安な，ほこりっぽい空気を吐き出す）といった方法を教え，呼吸を落ち着かせることができる。さらに，年少の子どもには，未調理で硬いスパゲッティと，調理されて柔らかくなったスパゲッティというような例を挙げて，筋弛緩を促すようにする。年長の子どもには，緊張－弛緩技法や力を抜くことによるリラクセーションといった伝統的な筋弛緩法を指導することができる。

　最後に，思考中断法や肯定的な自己陳述法のような，苦痛を感じる思考に子どもが自分で介入するためのコーピング方略を検討する。思考中断法は，侵入的で不快な思考が繰り返されるようなときに，力強く「止め！」と言ったり，思考を中断させるような絵柄を見せたり，侵入的な思考をポジティブなイメージに切り替えたりすることによって思考の繰り返しを中断する方法である。この方略の目的は，子どもに自分で思考をコントロールできることを教えることである。自己陳述法は，子どもが自分自身にポジティブで励まされるような陳述を繰り返す方法である。例えば，「僕は，この考えを処理することができる」「僕がこの考えに耐えられたら，もっと状況は良くなる」といった自己陳述を行う。このような方法は，一種の自己チアリーディングと考えられる。コーピング・スキル・トレーニングを行いながら，怒りのマネジメント技法，自尊心を構築する方法，自己主張スキルを指導することができる。身体的虐待の治療には，問題解決のトレーニング，コミュニケーション・スキル・トレーニングも取り入れられる。

> 子どもが虐待に関する感情を話し始めればそれについて検討していくことができる

> **思考中断法および肯定的自己陳述**のような行動療法は対処メカニズムに基づいている

4.2.2　子どもへの治療：認知的処理

　認知的処理の方略は，コーピング・スキル・トレーニングとは異なった治療方法であると考えられる。自動思考の定義を伝え，思考－感情－行動の関連を検討する。この方法では，子どもの年齢に合わせて技法を調整しなければならない。年長の子どもには，具体的に思考－感情－行動の三角形を描いて説明し，年少の子どもに対しては，漫画を利用して説明すると効果的である。この概念を理解させるために，ポジティブな考えが浮かぶとポジティブな気持ちになり，ネガティブな考えが浮かぶとネガティブな気持ちになるという具体例をあげると子どもの理解の助けになる。挑戦的であったり，反抗したりするような不適切な思考も示

> 認知療法ではどのように反応するかという決定に思考がどのように関わるかを教え，行動スキルを教える方法を基本としている

すこともできる。このスキルは，ロール・プレイを実施したり，具体的なワークシートを実施したりすることで練習できる。児童と青年に対する認知的技法は，Friedberg と McClure の『Clinical Practice of Cognitive Therapy with Children and Adolescents: The Nuts and Bolts』(2002) に記述されている。注意すべきことは，認知的処理の目的が，スキルを教えるということである。曝露中に生じる虐待に関連した考えに対して，このスキルを使用する。

4.2.3　子どもへの治療：段階的曝露

> 不安に関連した PTSD の治療において**段階的曝露**と系統的脱感作は効果的な認知的技法である

虐待に対する認知行動療法では，トラウマとなっている記憶への曝露が不可欠である。TF-CBT では，子どもがトラウマに関する経験について物語を作り上げる。物語を作成し，その内容を繰り返し読むことで，脱感作を引き起こすのである。段階的な曝露とは，不安に関連した PTSD 症状を治療する際に効果的な 2 つの認知行動療法の技法である長時間曝露と系統的脱感作を組み合わせたものである。段階的曝露の間，子どもは，トラウマとなっている経験を話すことにより，不安を引き起こすような恐れている状況に直面しなければならない。最初は引き起こされる不安が弱い記憶から始めるようにし，徐々に詳細を語り，そのときの考えや感情を語るようにして，安心を得られるようにする。曝露を繰り返すことによって，子どもは成功の経験を積み，最終的には，不安反応に慣れることで（脱感作して），経験と不安の連合を断ち切るのである。

> 曝露を行う目的は，不安反応を生じることなく，回避をしようとせずに詳細に出来事を言葉にできることである

曝露を行う目的は，不安反応を生じることなく，回避をしようとせずに詳細に出来事を言葉にできることである。段階的曝露を開始するために，子どもに特異的な虐待に関する不安と回避方略をアセスメントすることは重要である。また，子どもがなぜ曝露を行うのかを理解できているか確認することも重要である。Cohen ら (2002) は，トラウマ治療と傷口の治療の類似点を治療マニュアルに記述した。傷口の治療では，傷がきれいに治るように，包帯をする前に傷口を消毒することが必要である。曝露療法は，切り傷を消毒することに似ている。虐待を受けた子どもが，情緒的な反応に対処するためには，トラウマとなった記憶について話し合うことが必要である。そうすることで，長期的には回復していくことになる。

曝露やトラウマに関する物語の作成は，さまざまな方法で行われる。臨床家は，子どもの安心感のレベルに合わせて，曝露を開始しなければならない。例えば，最初から実在の人物の話から始めることができる子どもがいる一方で，フィクションの登場人物によって物語を話すことを好む子どももいる。また，人形を用いて物語を再現するほうが安心する子どももいるし，物語を書き留める前に図を描くことを好む子どももいる。さらには，最初は虐待について書かれた本を読むほうが良い子どももいる。子どもが自身の被虐待経験を描写するときに，治療者は，描写される内容に関連した思考，感情，感覚について子どもが考えることができるようにガイドする必要がある。いったん，物語が完成したならば，「不正確で役に立たない」考えを処理するための認知的処理スキルを使用できるようになる。このようにして，虐待を受けた経験から生じた不合理な信念や不合理な想

定といった混乱させられる思考と感情に対処できるようになる。

4.2.4　子どもへの治療：心理教育

　被虐待児童への認知行動療法の最後の方法は，心理教育である（最後の約4セッション）。子どもへの心理教育の内容は，受けた虐待の種類によって異なる。例えば，性的虐待を受けた子どもの治療を行うとき，その子どもには児童期の性的虐待，安全確保のスキル，健康的な性行動に関する情報を提供する。治療において，それが適切であるならば，これらの情報は治療の早期に子どもと親に提供され，性的な虐待の定義と発生率について一般的な知識を伝える。安全確保のスキルには，「良い」触れ方vs「悪い」触れ方，コミュニケーションスキル，主張スキル，身体に関する権利，コミュニティ内で安全に会話をし，秘密を保持するスキルなどの要素が含まれる。身体的虐待に関する心理教育では，身体的虐待に関する児童の安全確保と児童安全法（child safety laws：本邦では「児童虐待の防止等に関する法律」）に関して伝える。セラピストは，養護施設での話や法廷証言など，治療中のケースに関連すると思われる情報についても再確認すべきである。

> 心理教育では安全に関する法律や望ましいセルフ・ケアに関する知識に焦点をあてる

4.2.5　親への治療

　虐待をしていないほうの親は，子どもへの虐待経験に対して独自の反応を示すだろう。したがって，並行して行う親に対する治療では，子どもにより効果的なサポートができるように，親自身の情緒的なコーピングの方法を身につけさせることを目的として治療が実施される。さらに，親への治療は，治療で得たものを治療外の環境で利用できるように親を訓練することでもあるので，子どもへの治療の延長線上にあるともいえる。しかし，あくまでも治療の焦点が子どもの虐待経験にあることを忘れてはならない。その他の重要な問題（例えば，親のうつ病などの精神疾患，子どもの虐待に関連しない対人関係上の問題）については，付加的に扱われるべきである。

> 親には子どもをサポートするために親自身の情緒的なコーピングの方法を身につけさせる

4.2.6　親への治療：オリエンテーション

　虐待を行っていないほうの親に対する治療にもTF-CBTが適用される。親への治療は，子どもへの治療とできる限り並行して実施されることが望ましい。しかし，親と子どもへの治療には，異なった内容のものもある。たとえば，治療開始時に親に対しては，診断と症状，性的虐待や身体的虐待を受けた子どもに共通する反応，治療方針，認知行動モデルを伝え，治療過程をオリエンテーションする（すなわち，思考と行動に介入することで，感情に影響を与える方法を説明する）。性的虐待を受けた子どもの親と身体的虐待を受けた子どもの親に対する治療には，

> 親への治療では虐待に関連する症状や診断法の教育を行う

いくつかの違いがある。最も異なるのは，性的虐待の治療には，虐待をしていないほうの親または養育者が参加することである。しかし，身体的虐待の治療には，しばしば虐待を行ったほうの親が参加する。身体的虐待の治療に虐待を行った親が参加するのは，今後，虐待を行わないように新しいスキルを学ぶためである。臨床家は，治療を開始する前に，子どもの安全性のレベルをアセスメントしなければならない。2種類の虐待に対する治療法の差異については，治療内容の記述の中で説明を行う。

4.2.7　親への治療：コーピング・スキル・トレーニング

> 治療者は養育者が効果的な養育行動ができるようにするため，ともにロールプレイをすべきである

約2回のセッションで，育児スキルに焦点を当てた治療を行う。親への治療として，子どもへの賞賛や強化，タイムアウト法，計画的な無視，積極的傾聴，随伴性マネジメントなどの方法が，育児の助けとなり，効果的である。これらのスキルを用いることによって，親は身体的な虐待をせずに育児を行う方法を身につけることができる。治療セッションでは，セラピストはこれらのスキルの使用をモデル化して，養育者が実践できるようにロール・プレイを行うとよい。親に対する行動療法的な介入では，虐待を行っていない方の親が手続きを誤ることが多い。例えば，タイムアウトしている子どもに話しかけてしまう，構造化された遊びや気持ちを落ち着かせようとすることを許さない，最低限の時間しかタイムアウトしない，問題行動を検討しない，タイムアウト後に子どもが行う問題回避の方法を検討しないということがよくある。親がパワー・アサーション育児法（体罰や母性欠損）を用いるならば，育児が暴力的な虐待へと移行してしまうかもしれないため，バックアップ方略と明確な「中止」のルールが重要となる。育児スキルについてさらに学習を進めるためには，読者には2つの効果的なプログラムを参照してほしい。1冊目は，Carolyn Webster-Stratton（2002）著，『Incredible Years：3才から8才の子どもをもつ親のためのトラブル・シューティング・ガイド（Incredible Years: A Trouble-Shooting Guide for Parents of Children Aged 3-8)』で，2冊目は，Michael Bloomquist（1996）著，『行動障害を持つ児童のためのスキル・トレーニング：親とセラピストのためのガイドブック（Skills Training for Children with Behavior Disorders: A Parent and Therapist Guidebook)』である。

TF-CBTでは，親に対する治療の最初の数セッションで，親がコーピング・スキルを身につけられるように指導する。子どもたちと同様に，親もリラクセーション（深呼吸と筋弛緩など），認知的コーピング方略（思考中断法，肯定的な自己陳述など）についてトレーニングを行う。また，思考と感情と情動の関連性について心理教育を行い，思考が変われば情動も変化することについて説明を行う。子どもや青年と同様に，成人に対しても例を示したり，ロール・プレイを行ったりすることで，これらの概念の理解を深めるようにする。コーピング・スキル・トレーニングを開始するときに，親の感情表現のレベルをアセスメントすることは重要である。親も子どものトラウマに関して，感情表現をすることが困難かもしれない。したがって，治療は感情表現に焦点を合わせることになる。

身体的虐待には，いくつかのスキルが関連している。身体的虐待を行う親は，

子どもをしつけるために暴力的な方法を用いているかもしれない。子どものしつけをしながら，親が穏やかでいられるように，親自身の怒りと虐待行為をモニタリングして，管理することを教える。親は，自分が怒ってしまうきっかけを同定して，怒りという反応の先行刺激とその結果をモニタリングすることを学習する。怒りのマネジメントには，リラクセーション，自己陳述，思考を口に出す方法（thinking aloud），認知再構成などを通して怒りを調整する方法がある。身体的虐待を行う親には，子どもの行為に対する非現実的な期待や誤った解釈を同定するといった援助も行われる。

> 親は自分が怒るきっかけを同定し，自分の反応をモニタリングし管理する方法を学習しなければならない

4.2.8 親への治療：段階的曝露

　段階的な曝露による治療を開始するときには，その治療法の理論的根拠を伝え，治療の疑問点と心配な点について話し合う。トラウマの治療では，トラウマに関する記憶，思考，情動について話し合うことで，子どもは自己概念とトラウマとなった経験を統合できるようになる。このことを親が理解することは重要である。親の理解があると，トラウマについて話し合うことによって生じるリスクが減少するのである。子どもの受けた虐待について話し合う際に，子どもが自身の経験を統合していくのを親が助けることになる。親がトラウマとなっている記憶を処理できることを子どもたちに示すと，子どもたちは親に支援を求めるようになる。
　親は，「治療によって，つらい体験をすることになるのではないか？」あるいは，「治療によって，子どもに新たな症状や問題が生じるのではないか？」という心配を抱くかもしれない。そういった質問に対しては，子どもに説明したように，「治療の初めは困難で苦痛を感じるが，時間が経つにつれて楽になっていく」と説明する必要がある。虐待の物語を子どもと親で共有する前に，トラウマがどのように子どもに影響したと思うか親に話を聴くことは重要である。性的虐待の場合には，子どもたちが何を目撃したのか，あるいは，子どもが体験したことに関して気づいたことを親に話してもらう。身体的虐待を行った親に対しては，攻撃行動に関する親の経験や子どもがどのような経験をしたと思うかを話してもらう。子どもに対して実施した方法と同様にして，親に対してもトラウマの物語を作成していく。子どもと同様に，親に対してもこの作業の最中に多くの励ましを与えることは重要である。いったん，この作業を終えると，子どもの受けた虐待に対して親が脱感作できるため，子どもの物語を親に読んで聞かせることができる。親子で共同の曝露治療セッションを行うために，事前にこのような脱感作が実施される必要がある。子どもの物語に曝露されると，親は認知の歪みや不合理な信念を示すだろう。そして，より合理的な思考に変容できるように，親と話し合いを行う。子どもに見られた認知の歪みやそれをどのように変容したかについて，曝露治療前に親に伝えておく。
　性的虐待の治療モデルでは，親は子どもの物語を聞くのに耐えることができるようになり，子どもと親がそれぞれ曝露セッションを完了した後に，親子で共同のセッションを実施する。共同のセッションには目的が3つある。

> 計画性のない養育行動ではなく，先を見越したきちんとした計画的な養育行動ができるようになるためには，標準的な養育行動とそのルールが役に立つ

（1）虐待経験に対処する役割モデルとして親を支援すること，
（2）家族間で虐待について話し合う機会を増やすこと，
（3）家庭内の環境で治療効果の般化を促進すること，

である。親と子の共同セッションを行う前に，子どもには親への質問のリストを作成してもらう。親が子どもからの質問に対して適切に回答できるように，質問のリストは個人セッションの段階で親に見せておく。質問と回答という方法で，虐待の経験について子どもと親が率直に話し合えると，新たに子どもの物語に取り入れるべき情報が見つかることもある。共同のセッションでは，親子関係を改善するためのスキルを親子一緒に振り返り，練習を行う。共同セッションにおけるセラピストの役割は，親が適切な方法で子どもに対応する方法を家族に指導することである。

身体的虐待の治療では，親と子の共同セッションを行い，そこで虐待に対する釈明を行う。そうすることで，親は虐待に対する責任を引き受け，責任を取るために行動するようになる。そして，虐待によって子どもに与えた影響を認めて，より適切な子どもへの接し方について考え始める。親へ介入を始めるときから釈明のプロセスは始まり，共同セッションでその内容が子どもに提示されるのである。

4.2.9　親への治療：心理教育

心理教育は，親への治療の最終段階である。心理教育では，子どもたちに伝えた情報を親にも伝える。それは，親自身の教育と理解のためだけでなく，親が家庭において子どもたちと過ごす時に，この情報が強化されるようにするためである。治療モデルに従って，心理教育をさまざまなタイミングで実施することになる。例えば，育児スキルをトレーニグするセッションにおいて心理教育を実施することができるだろう。Cohen ら（2002）によって提案された治療モデルでは，心理教育は親への治療を開始したときに行われる。治療を受けている家族の個別性を考慮して，セラピストが治療的介入の順序を決めると良いだろう。例えば，治療中にも身体的な虐待が繰り返されるかもしれないので，それを予防するために，親の治療を開始したときに集中的に育児スキルについて指導を行うことが有効であるかもしれない。

4.3　治療の有効性と予後

4.3.1　児童期の性的虐待に対する TF-CBT の実証的な裏付け

児童期の性的虐待に対する TF-CBT は，集団療法と個人療法で実施されるが，他にもいくつかの方法が用いられることもある。児童期の性的虐待に対する TF-CBT は，集団療法と個人療法ともにその有効性が，いくつかの研究で示されている。最近の研究では，TF-CBT と児童中心療法の効果が比較された。治療後の

比較で，児童中心療法を実施した群よりも，TF-CBT を実施した群で PTSD と抑うつの症状が有意に減少することが示された。さらに，TF-CBT 群では，児童中心療法群と比較して，治療後に PTSD の診断基準に合致した患者が半数に減少した（Cohen et al., 2004）。

　近年では，子どもへの性的虐待の治療において，虐待をしていない親／保護者についても関心が持たれるようになってきた。性的虐待に関する子どもが感じる苦痛の量と親が子どもに対して行う援助の量が，治療結果の媒介変数となる。例えば，子どもに対して治療を行うとともに，虐待をしていないほうの親に対して個人療法を行うことで，虐待を受けた子どもの治療結果は良好となることが予測される。子どもに対する家族の援助が増加すると，良好な治療結果が期待できる。

　親子共同のセッションは，とても効果的である。虐待を行っていないほうの親への治療では，最初に，虐待を行った者に対する感情や子どもへの虐待に関する自身の感情に対処するために，ストレス・マネジメント，認知的コーピング，認知再構成といった方法を指導する。次に，さまざまな対処方法を学び，親が自分自身の苦痛を処理できるようになると，親が苦しんでいる子どもに援助するためのリソースとなりえる。性的虐待の治療においては，性的な行動化などの問題行動に対処するために，親に随伴性マネジメントの技法を指導する。そして，子どもの前で性的な行動化に強く反応してしまうよりも，修正されるべき不適当な行動として，そのような行動化への対処を行うことを学習させる。最後に，多くの専門家は，親が治療セッション外でスキルの練習をすることで子どもの励ましとなるので，親に治療の中で子どもたちが教わったスキルを身につけるように助言を行う。

> 子どもの治療とともに虐待をしていない方の親へのサポートが行われると良い結果が期待できる

4.3.2　児童期の身体的虐待に対する TF-CBT の実証的な裏付け

　以前，虐待への治療といえば，そのほとんどが虐待を行った親に対するものであった。治療では，再び虐待をしてしまわないように，虐待を行った親に対して怒りへの対処スキルや子どもへのより適切な対応の方法を教えていた。しかし，過去 20 年の研究から，虐待を行った親に対する治療と同様に，虐待を受けた子どもへの認知行動療法を用いた介入も有効であることが示されている。CBT と家族療法は，どちらを行っても，子どもの問題行動，抑うつ，不安のような内面的症状は有意に減少する。さらに，親の苦悩，家族間の葛藤，被虐待児が親になってから虐待を行う可能性も有意に減少することがわかっている。その上，CBT を実施することで，親が怒りに任せて身体的な虐待を行うことが極めて少なくなる（Kolko, 1996）。したがって，CBT や家族療法が，児童期の身体的な虐待に対する有効な治療法であり，さらに CBT は虐待行動を減らす効果があると考えられる。

> TF-CBT は親の虐待行動をなくし，子どもの障害を最少化する

4.4 治療方法のバリエーションと組み合せ

4.4.1 弁証法的行動療法

弁証法的行動療法（dialectical behavior therapy：DBT）は，元々自殺企図を繰り返す境界性パーソナリティ障害（borderline personality disorder：BPD）の女性に対する心理療法であった（Linehan, 1993）。DBT は，東洋哲学と瞑想による認知行動療法，精神力動的心理療法，クライエント中心療法，ゲシュタルト療法，逆説的心理療法，戦略的アプローチを統合した治療法である。DBT は，BPD と診断された自殺企図や自傷行為のある患者に対して有効であると考えられた最初の治療法である。DBT の効果を検証する無作為化比較試験では，BPD と診断された自殺企図のある外来通院している成人の女性患者が対象となった。DBT を実施することで，全般的な社会適応と外来における治療コンプライアンス（compliance；遵守）が改善し，自殺企図，精神科への入院期間，怒りが減少した（Linehan et al., 1991）。DBT は，自殺企図，自傷行為など複数の問題を抱えた青年の治療として応用されている。そのような青年の多くは，児童期にさまざまな虐待を受けていた。近年行われたパイロット・スタディでは，多くの問題を抱えた 10 代の外来患者に対して，短期 DBT 治療プログラムを実施した治療結果が示された。その研究では，短期 DBT 治療プログラムによって，入院期間が減り，抑うつ，不安，BPD の症状，自殺念慮が減少した（Rathus & Miller, 2002）。

BPD の生物社会的理論

DBT は生物社会的理論に基づいており，その理論では，BPD は主に情動調節システムの機能障害と考えられている。BPD 患者における問題行動（自傷行為，物質乱用，暴力行為など）は，情動調節がうまくいかない結果として生じる，あるいは情動を再調節するための行動として生じるとみなすことができる。したがって，自殺などの問題行動は，不適当な問題解決の方法を試みていると考えられる。Linehan は，生物学的要因によって情動の調節をうまくできない子どもが不適切な環境に置かれたときに BPD を発症すると仮定した。BPD の素因を持った人は，感情を揺るがすような刺激に対する感受性が強く，そのような刺激に対して感情的に強烈に反応してしまい，平常心を取り戻すのに時間がかかる。不適切な環境における患者の反応は，非難を受け，拒否され，社会的に容認できない行動（操作的行動，過剰反応的行動）とみなされる。患者の行動は，事実や社会規範に照らして意味のある行動であっても，あるいは長期的な目的を持った行動であっても非難されてしまう。明らかに不適切と考えられる環境は，ネグレクト，身体的虐待，性的虐待がみられるような場合である。その他としては，親のパーソナリティと子どもの気質が合っていない場合（例えば，おとなしく抑うつ的な母親と過活動の娘の場合）に不適切な環境となる。また，初期には問題が見られなくとも，徐々に子どもによって環境にストレスが加えられ，同時に，子どもが環境によってストレスを与えられるという環境も不適切である（つまり，環境と子どもが相互作用するような場合）。このような環境では，子どもは，感情の調節不全，自己の調節不全，行動の調節不全，対人関係の調節不全，認知の調節不

※ DBT は入院日数や自殺企図，さらには怒りも減少させることができる

※ BPD は情動調節システムの機能障害もしくは情動を再調節するための行動の結果とみなすことができる

4. 治療：児童虐待の犠牲者への介入

全といった5つの領域で問題を生じる。

生物社会的理論は，臨床家と患者にとって有益な理論である。第1に，理論を通して患者の行動をみることで，患者を軽蔑する（例えば，「虐待被害者を非難する」）代わりに思いやりをもって患者に接することができる。第2に，生物学的要因の影響と不十分な学習経験を前提とした心理教育を患者と家族に提供できる。第3に，極端な情動を調節したり，感情的な脆さを補強したり，気分に影響された不適切な行動を減らしたり，自分自身や他者の感情や思考，行動を確認するスキルを獲得するような治療を実施することができる。

> 生物社会的理論は生物学的な要因の影響と不十分な学習経験に焦点をあてているため患者への思いやりを増加させる

臨床スケッチ
複雑なケース

先に述べたように，自殺企図や自傷行為，物質乱用，異常な摂食行動などのような感情と行動に重篤な問題を持つ子どもや青年は存在する。これらのケースにおいて，TF-CBT単独では十分な治療を行うことができないかもしれない。そのため，臨床家はTF-CBTを実施する以前に，あるいはTF-CBTと同時にその他のエビデンスに基づく治療法が適切であるか検討する必要がある。

ここでは，スーザンのケースを提示する。守秘義務を守るために，彼女の名前などの個人情報は変更してある。スーザンは，16歳のアフリカ系アメリカ人の女性である。彼女は，リストカットと自殺念慮のために2週間の入院をし，その後，クリニックに紹介された。スーザンは，6年前に断続的な中等度の抑うつ症状（悲しい気分，社会的引きこもり，睡眠障害，絶望感，食欲減退）を示しており，3年前に継父のR氏から性的虐待を受けて症状が悪化した。R氏による虐待は，愛撫から始まり，性交にまで至った。虐待から1年のうちに，スーザンの抑うつは重度化していき，学校でも周りの男の子に対して過剰な緊張感を持つようになった。そして，毎日，悪夢をみるようになった。しかし，恐怖のために彼女は虐待されていることを誰にも打ち明けられなかった。彼女は，誰にも虐待を気づかれないように感情を抑圧していた。14歳になると，スーザンはマリファナを吸うようになり，マリファナ以外の違法な薬物も試すようになった。その頃，彼女は自傷行為をするようになって，火傷の痕もみられるようになった。スーザンの母親は，彼女の腕に切り傷があることに気がつき，彼女を病院に連れて行った。病院でスーザンはセラピストに虐待を受けたことを打ち明け，虐待に対する治療が始まった。治療が始まると同時に，警察による捜査が行われ，R氏は逮捕された。

しかし残念なことに，治療を受けたとしても，抑うつ，マリファナ乱用，自傷行為などのスーザンの症状はなくならなかった。母親の話では，スーザンの行動はいつも衝動的で，感情的に過敏であった。虐待を受けるまでのスーザンは，いつも学校を楽しみにしていて，学業成績も優秀であった。しかし，虐待を受けてからは，彼女は授業に集中することが難しくなり，成績も低下していった。彼女は，「自分をコントロールできない」と訴えていた。学校のガイダンス・カウンセラーには「私は生きる価値があるのでしょうか」と質問していた。その後，スーザンは入院した。彼女は，入院する一方で，青年期の自殺と自傷行為の専門外来での治療を希望した。そして，彼女が私たちのクリニックの外来を訪ねたときには，彼女はDSM-Ⅳによる診断基準で，大うつ病性障害，気分変調性障害，外傷後ストレス障害，大麻乱用，境界性パーソナリティ障害の診断に当てはまる状態であった。

> **表11** DBTの構成要素
>
> スーザンの機能障害とそれに対応するDBTスキルは以下の通りである。
>
> 1) 自己の調節不全　　　　　　　　　中核となるマインドフルネス・スキル
> 2) 対人関係の調節不全　　　　　　　対人関係において有効なスキル
> 3) 行動と認知の調節不全　　　　　　苦痛に耐えるためのスキル
> 4) 感情の調節不全　　　　　　　　　感情調節スキル
> 5) 認知の調節不全（思春期における　中庸を選択するスキル
> 　　家族とのジレンマ）

BPDの問題領域

Linehan（1993）によれば，BPD患者の主要な問題点は，急激で過剰な怒りや感情の不安定さといった感情の調節不全である。これらの問題は，対人関係において調節不全を引き起こす。気分や対人関係が不安定であると，「自己についての混乱」を生じるかもしれない。また，患者には，慢性的な空虚感と同時に，自己の調節不全である性的な指向の混乱，全体的な同一性，価値感や感情の混乱がみられる。認知の調節不全に関しては，硬直した思考，不合理な信念，周期的な妄想観念などがみられることがある。感情の調節不全の結果として，あるいは感情の調節不全を解決しようとして，若者は，自傷行為をしたり，自分に火を押し付けたり，薬物乱用をしたり，学校や仕事を無断欠席したり，約束を反故にしたりといった衝動的な（調節不全の）行動を起こしやすくなる。

上述したようなケースは，決して珍しい例ではない。ケースから以下の問題が提起される。上記のケースのようなさまざまな問題を抱え，複数の診断を合併した患者に対して，TF-CBTに加えて，どの治療法が選択されるべきか？　DBTによる治療は，自殺念慮や自傷行為がみられたり，境界性パーソナリティ障害が疑われる場合には検討すべきである。

虐待を受け，複数の問題を抱えた青年に対する治療の構造

DBTは，障害の段階に応じて治療の段階が決められており，さらに治療の各段階にも標的行動を階層的に定めている。したがって，問題行動の範囲（例えば，機能障害，その他の問題の複雑さ，合併した障害の重症度）によって，標的行動を決定する。DBTには4つの段階があり，行動の生起頻度を増加させる，あるいは減少させるといった具体的に治療のターゲットとする標的行動が存在する。上述したスーザンのケースでは，以下の治療段階であった。治療開始前は，彼女が治療に積極的に関与することを目的とした（例えば，治療へ参加することの良い点と悪い点を検討した）。段階1では，安全を確保して，行動をコントロールできるようになることに焦点を当てた。段階2では，外傷後ストレスを減少させ，感情の処理を促進することを目的とした。段階3では，目標を立て，自分自身と自身の行動に敬意を持つようにした。段階4では，喜びなどの適応的な感情を経験できるようにした。DBTによる治療では，主に治療前の段階と段階1に焦点が当てられる。

DBTによる治療を行うかどうかは場合によるが，虐待を受けた青年が，自身の行動をコントロールできるようになってから，TF-CBTやその他のCBTによる

— DBTは障害の段階ごとに標的行動を階層的に定めている

治療が開始される。よくみられる誤りとしては，安全を確保して，行動のコントロールを獲得すること（DBTの段階1）なしに虐待の治療を開始してしまうことである。安全の確保と危機管理は，治療の第1の目的である。安全な環境を確保せずに治療を行うならば，患者はすぐに自傷行為，薬物乱用，自殺企図といった問題行動や抑うつ症状を再発させてしまうだろう。

児童虐待の被害者に対する治療法として，認知行動療法や弁証法的行動療法を組み合わせた専門的治療法が開発された（Cloitre et al., 2002）。例えば，治療の第1段階では，外傷的な記憶に直面して生じる感情反応に対処するために，感情調節を行うスキルについて患者に指導を行う。治療の第2段階では，虐待の治療のために修正を加えた長時間曝露を行う。

主要な行動目標

治療前の目標　治療前の目標は，スーザンが週2回のDBTによる治療に積極的に参加できるように，自殺企図や自傷行為，薬物乱用の回数を減らし，抑うつ症状を減らすことで，長期的な目標へ向かえるように準備することであった。スーザンには，治療の段階1を達成してから少なくとも4週間の間，心身の状態を維持できるようになるまでは，継父による虐待の話題について触れないことを説明した。

DBTの枠組みにおいて自殺行動とは，苦痛を伴った不適切な問題解決行動と考えられている。DBTによる治療とは，患者の不適切な問題解決の試みを効果的な問題解決行動に置き換え，患者が意味ある人生を生きられるように支援することである。DBTは，患者が価値のある人生を生きることを援助する方法であり，自殺を予防するプログラムである。患者が示す不適応的な行動パターンは，さまざまな問題を維持，悪化させる可能性がある。そのため，患者は生きる希望を失うかもしれない。DBTによる治療を受けることで，患者は人生における多くのストレッサー，危機，困難な対人関係，学校に関連した問題に対処し，それらを変化させていくスキルと方略を身につけることができる。したがって，セラピストは，患者が効果的な問題解決をできるように支援し，患者が自殺しか選択肢がないと追い詰められないように注意する必要がある。

> DBTでは自殺行動は不適切な問題解決行動と考えられている

自殺未遂を繰り返す青年は，治療からドロップアウトする確率が高く，何度も治療の失敗を経験する。治療において難しいのは，患者に治療へのモチベーションを維持させることである。また，対人関係上の問題行動はセラピストの治療へのモチベーションを低下させ，そのような行動によってセラピストは無力化され，患者の不適応的な行動は強化されてしまう。したがって，DBTによる治療では，自殺行動に対処した後，クライエントとセラピスト双方の治療を促進する行動と治療を妨げる行動を治療のターゲットにする。治療の妨害となる行動を減らすことで，患者のQOLは向上する。さらに，患者と共有されるDBTの治療原理は，わかりやすいものである。患者が治療をドロップアウトすると，患者との話し合いは不可能になる。そのため，治療を受けなくなった患者は，治療の恩恵を受けられなくなる。スーザンが，セッションに遅刻してきたり，日記帳を忘れてきたり，セッションに協力できなかったりしたら，それは治療を妨害する行動であると解釈された。そのような行動については，先行刺激と結果について行動分析を

> DBTはクライエントと治療者の両方の妨害行動も促進行動も治療ターゲットとしている

行う必要がある。その行動がスーザンに対してどのように「機能」していたか，そういった行動が維持されるのは，正の強化随伴性あるいは負の強化随伴性のどちらによって強化されているのかを分析するのである。

　自殺企図を持った青年は，怯えながら人生を生きているというよりも，自分の価値ある人生を自ら妨害してしまうのである。スーザンのケースでは，機能不全の対人関係（虐待関係にとどまることや，安全な養育者を遠ざけてしまうことなど），学業や仕事に関連した機能不全（授業を中断させたり，赤点を取ったり，落第することなど），衝動的な行為（激しい怒り，物質乱用など），メンタルヘルスに関連した機能不全の行動（入院したり，救急処置室に運び込まれたりしたこと），Ⅰ軸やⅡ軸の診断（大うつ病性障害など），長期的な目標を妨害する行動（極端に受身的な行動，高校中退を考えること）などの行動が価値ある人生を送ることを妨害している。個人セッションと家族セッションを実施することによって，若い患者が自身のスキルを人生の各場面に般化させることができる。そして，以下に記述するスキル習得のための集団家族療法のトレーニング・グループの実施は，スキル獲得と強化を目的としている。

> 複数家族のスキル習得のための集団療法はコーピング・スキルを強化するための討論の場である

個人に対する治療

　外来通院でのDBTによる個人治療は，毎週1回50分から60分のセッションを16週間行う。個人療法を実施するセラピストは，その患者の「第1の」セラピストとなり，その患者に対する全ての治療を計画し，提供された治療を監督する。スーザンは複数家族のスキルを習得するための集団療法で身につけたスキルを自分の人生の各場面に応用することを個人療法において学んだ。セラピストは，問題指向的な変化の方略（つまり，行動分析を含んだ標準的な認知行動療法，随伴性マネジメント，認知修正法，強い感情をひき起こす状況に対する曝露），不適切なコミュニケーション方略，環境的介入を伴った患者へのコンサルテーション，アクセプタンス方略（つまり，主要な妥当化戦略や相互コミュニケーション方略）をバランスよく実施し，セッションにおいて，クライエントの不適応行動をより適応的な行動に変化させていく。

　患者とセラピストは協力しながら，個人療法のセッションで扱う問題を決定する。セッション課題は，前の週に患者がとった行動が標的行動の階層のどこに位置するかによって決定される。たとえば，スーザンが，前回から今回のセッションにおいて，自傷行為と自殺企図を止められなければ，セッションでは，自傷行為と自殺企図を標的行動として行動分析と問題解決分析を行う。行動分析では，環境と行動の関係について詳細な記述を行い，問題行動の段階を評価する。より適応的な解決を妨害する行動や環境の要因について行動分析を行い，患者の感情や認知，スキルの不足を確認する。問題解決分析では，患者が現在利用している行動よりも効果的な行動を考え，より適応的な行動をとれるようにする。

　行動分析の例として，スーザンが試験に落第して先生に非難されたときに，彼女は拒否的になり，悲しみに暮れ，希望を失った。これらの苦しみを「和らげる」ために，スーザンは自傷行為を始めた。自傷行為によって彼女の悲しみは，短期的には緩和された。しかし，長期的にみると自傷行為は彼女に悪影響を与えた。彼女は，自傷行為という「コーピング」方略に頼ってしまったことを恥ずかしく

思い，嫌悪するようになった。自傷行為を恥ずかしく思っていたので，自傷行為とは違う，より適応的なコーピングの方法を身につけようとする彼女のモチベーションは高かった。セラピストは，患者が不適応行動を起こさないように，全てのセッションを通して一貫して，治療的な関係の中で積極的な指導を行い，患者の適応的な行動を強化するのである。セッション間には，危機的状況での問題解決を助け，スキルの日常生活への般化を助けるために，セラピストは電話相談を利用して患者を強く勇気づける必要がある。

電話相談

スーザンが電話相談を行う目的は3つあった。その目的は，（1）現実場面においてスキルの指導を行うこと，（2）セラピストと患者の協同関係を修復すること，（3）良いニュースを報告すること，であった。スーザンと一緒に母親もスキル習得のための集団家族療法に参加した。スーザンの母親は，グループのリーダーから電話相談の目的を伝えられていた。スーザンは，自傷行為をする前にセラピストに2度ほど電話をかけようとして，かけることができなかったが，その後は，電話相談を利用するようになった。電話相談では，新しいコーピングの方法をセラピストが指導する「プレイヤー－コーチ」モデルを教わった。例えば，自傷行為をしたい衝動に駆られたときには，リラックスしながらお気に入りの音楽を聴くことによって，「自己沈静化」するように指導された。

家族への治療

自殺企図のみられる青年が，家族を巻き込んでいるようならば，家族も個人セッションに参加することになる（16回のセッションのうち，少なくとも3～4回のセッションに参加するのが典型的である）。以下に挙げるような場合，家族はセッションに参加することがある。（1）問題の原因が家族にある場合，（2）即座に対応すべき危機が家族にある場合，（3）（スキル・グループに参加していない）家族が治療に関与したほうが治療が促進されるとセラピストが判断した場合，（4）自宅において問題行動が強化されていたり，患者がそのような行動を無視したり回避したりすることが難しい場合である。家族が治療に参加するならば，同じ家族員がセッションに参加し続けることが，治療の連続性の上からも望ましい。セッションにおいて，家族がスキルを学習し，家族間で共通認識を持てると治療の効果は最大になる。

これらの家族のセッションは，大部分がDBTの治療構造によって行われる。セラピストと家族によって，セッションのアジェンダが設定され，必要ならば，セラピストはルールを強調して，中心となる問題を明確にして，スキルの強化と般化を促し，問題解決のアプローチを実施する。通常のセッションでは，最初に患者と20～30分の面接を行い，残りの時間は家族も交えて面接を行う。セッションの最初に，（a）患者の日記カードを検討し，（b）患者に家族を交えた面接の準備をさせる。ここでは，家族を交えた面接で行う内容を決めて，事前にセラピストと患者でロール・プレイをして練習を行い，練習内容を患者にフィードバックする。例示したケースでは，スーザンは「要求すること」を練習した。スーザンは，母親とのセッションで，門限について交渉するといった対人関係において

有効なスキルの練習を行った。

　セラピストは，患者が家族とともに妥当性の検討と問題解決を行えるように支援する。DBTでは，患者が，BPDの行動パターンによって生きづらさを抱えていると考える一方で，家族も同様の苦しみを感じていると考える。親や養育者の一部は，子どもについて恥ずかしい，失敗したという感情を持っている。親は，子どもの治療に強い恐怖感を抱いていることがあり，治療へ参加することに罪悪感を覚えるようである。さらに，家族は，過去に治療の失敗を経験していたり，子どもの問題についてセラピストから責められたことがあるかもしれない。そのようなときには，セラピストは，現実場面での主張的なコミュニケーションの方法や相手の主張を聴くスキルについて指導する一方で，患者と家族の正当性を強調する。治療が短期間で終了する場合や，患者が不適切な環境下で親とともに暮らし続ける場合などには，DBTによる治療よりも，環境に対して介入することのほうが多いことがある。親がスキル・グループに参加せずに，家族セッションに参加する場合には，セラピストや患者が，セッションの中でDBTの治療原理やスキルについてオリエンテーションを行う。

複数家族のスキル習得のための集団療法

　これまで述べてきたように，青年に対するDBTは，多くの問題を抱えたBPDの患者に見られる5つの問題領域に対応した5つのスキルで構成されている。**中核となるマインドフルネス・スキル**は，いまこの瞬間の気づきや自己や環境への気づきを促進する。特に，BPD患者は感じていることを実際に経験したり，意識したりすることが困難であることが多い。それは，彼（彼女）が彼（彼女）なりの方法で感じているからである。また，BPD患者は，自己について安定した感覚を持つことが難しい。さらに，BPD患者は漠然とした空虚感を報告するかもしれない。そして，自分自身の感情や意見，意思決定に問題を抱え続けるのである。自殺企図のある若者に，その瞬間に感じていることや考えていることを，判断せずに観察する方法を教えることは，非常に難しいことである。しかし，自殺企図のある若者が，そのようなスキルを学ぶことは非常に重要なことである。

　対人関係で有効なスキルは，安定した対人関係を維持することが難しい患者の助けとなる。一般的にBPD患者は，対人関係が著しく不安定であり，対人関係において時にパニック様の不安を経験して，その関係が終わってしまうことを極度に恐れる。さらに，一人になってしまうことを非常に恐ろしく感じて，虐待を受ける関係に留まってしまうかもしれない。対人関係の問題は，自殺企図のある青年によくみられることである。彼らの行動の良い点と悪い点を考慮しつつ，効果的な気分転換の方法や自身を落ち着かせる方法を教えることが治療につながる。そうすることで，**苦痛への耐性**を身につけ，衝動的に行動せずに対処できるようにする。つまり，自傷行為，自己火傷，過量服薬，殴り合いのケンカ，アルコールの乱用，薬物乱用，危険な性行為，無差別的な性行為，授業をさぼる，無断欠席などの不適応行動を適応的な行動に置き換えるのである。**感情調節のスキル**を身につけると，急激で激しい感情の変化に対処できるようになる。さらに，慢性的な抑うつ，不安，過剰な怒り，怒りに伴う問題にも対処できるようになる。自身の感情を確認して感情に名前をつけたり，肯定的な感情を意識的に増やしたり，

否定的な感情に対処したりする方法が，感情調節のスキルである。BPD患者やその家族は，「中庸を選択する（Walking the middle path）」スキルを身につけることで，バランスの悪い考えや行動に対処できるようになる。これらのスキルには，行動を変える原理を学ぶこと，妥当性を確認する方法を学ぶことなどが含まれる。さらに，暴力的虐待からネグレクトに移行してしまうという極端な二者択一（例えば，暴力的なしつけVSネグレクト）に陥らずに，中道を見つける方法を学ぶことも中庸を選択するスキルに含まれる。

セラピストへのコンサルテーション・ミーティング

　コンサルテーション・ミーティングの目的は，セラピストがDBTを実施する動機づけを高め，その動機づけを維持することである。さらには，セラピストが治療の中で受けるストレスに取り組み，セラピストがバーンアウトしてしまわないようにすることである。コンサルテーションを受けることによって，セラピストは活力を取り戻し，治療の中で弁証法的なポジションを維持できる。総じて，コンサルテーションを行うチームは，DBTを実施するセラピストをDBTによって「治療」する。セラピストへの「治療」は，セラピスト自身が問題解決方略を用いてバランスをとる必要が生じたときに行われる。患者の頻繁な自殺企図や抑うつ的な思考にセラピスト自身が圧倒されるのを感じたとき，コンサルテーション・ミーティングを実施することで，セラピストが新たな問題解決の方法を見つけられるように支援するのである。

患者の卒業生のグループ

　DBTプログラムの段階1で，患者と家族は卒業証書を受け取り，個人療法，スキル習得のための集団家族療法，電話相談が終了する。治療段階1を卒業した時点で，スーザンはすでに自傷行為を行わなくなっており，自殺念慮や重篤な抑うつ症状もなくなっていた。マリファナの乱用も週1回，週末の夜だけになっていた。彼女は，家族や友人と口論をすることが少なくなり，治療目標を達成するモチベーションを維持しながら，過去のトラウマに対して取り組み始めた。
　治療段階2では，スーザンは段階1の卒業生とセラピスト2名が参加する「卒業生グループ」に参加するように誘われた。「卒業生グループ」では，新たな治療目標が設定され，その目標に取り組む一方で，継父による性的虐待のトラウマを治療するためにTF-CBTを受けるように言われた。卒業生グループに参加する目的は，治療効果を維持しながら再発を予防すること，治療で身につけたスキルを日常生活に般化させることである。治療段階2では，16週間に渡り，週1回90分の卒業生グループに参加する。そこで，患者が明確な目標を設定できるようならば，グループへの参加をさらに16週間延長する。

4.5　治療における課題と問題

　児童虐待の治療における問題点は，家族関係や子どもに関わる関係者の問題である。子どもに関わるのは，実の親，育ての親，子どもの擁護者，グループホームのリーダー，ケースワーカー，親の治療を行っているセラピスト，青少年司法の関係者などである。さらに，見えにくい大きな問題が残されている。それは，公共のヘルス・サービスや児童福祉のシステムに不信感を募らせている家族に治療を実施する意義についてである。

　虐待を行った家族は，治療契約や治療のコンプライアンスを守ることが困難で，治療をドロップアウトしてしまうことが多い。家族は支援を必要としているにも関わらず，支援を行う機関と文化的にかみ合わなかったり，アクセスが不便であったり，治療に心理的な抵抗を感じたり，そもそも子どもへの治療が必要でないと考えていたりして，公共のサービスを利用しない可能性がある。さらに，問題を抱えた家族は，苦痛への耐性が低く，長期的な介入を受けることを困難と考えるかもしれない。治療的な介入が自宅において可能であるならば，日常的な環境下で行動の観察とスキルの練習を行うことができる。このような問題に対して幅広い解決策が考えられている。例えば，食事の提供，サービス機関への送迎，危機管理に関するケースワーカーとの連携，治療と並行した保育の実施，幅広いサービスの提供（歯科受診，医療受診）などの環境を整えてきた。したがって，治療プログラムで重要な点は，子どもと家族を積極的にプログラムへ参加させ，その上でルールを厳守させることである。そのためには，子どもと親のモチベーションを維持する必要がある。治療的介入は，親の知識や感受性，スキルに対してだけ行われるのではない。家族がコミュニティへ積極的に参加したり，家庭内での楽しみや家族間のポジティブな情動や愛情，誇りを持てるように介入が行われる必要がある。

4.5.1　患者自身の問題

　患者は，治療的な介入に対して抵抗を示すことがある。例えば，曝露療法は，不安を生じる恐ろしい状況に曝露することで，患者に馴化を生じさせる治療法である。しかし，子どもは，不安になるような状況に直面することを非常に嫌がる。そのため，嫌がっている子どもに対して曝露療法を行うことは，セラピストにもストレスとなる。特に，子どもの示す恐怖感が強い場合には，セラピストの不快感も強くなる。子どもに回避を許してしまうと，回避することを強化してしまうだけでなく，その回避の行動をモデル化してしまうかもしれない。したがって，曝露療法の治療原理を，子どもと家族に十分に伝えることが重要である。曝露療法に関する心理教育では，不安の増加は一時的なもので，しばらくすると不安は下がることをよく伝えておくべきである。さらに，治療を受ける子ども全員が，言語的な物語を用いた曝露療法を完璧にこなすことができるわけではない。曝露療法を行う前に，子どもの表現能力と好みを評価することが望ましい。ある子どもに対しては，物語よりもプレイや描画，人形を用いたほうが，より恐怖感を引

き起こさずに曝露による治療をできるかもしれない。方法を工夫することで徐々に子どもの治療への抵抗を減少させることができるだろう。そのほかに治療の妨げとなる障害は，抑うつ，薬物乱用，アルコール乱用，自傷，自殺企図などである。そのような障害がみられる場合，虐待の治療を行う前に，それらの障害や問題行動の治療を行う必要がある。

4.5.2 家族の問題

　治療に家族の関与が難しい場合がある。1つは，親自身が虐待を受けた経験を持つ場合である。その場合，治療を受けることで，虐待を受けたことに関する親自身の情動が表面化してくる可能性がある。子どもが，自分の情動に対処できるようになるためには，親が自分の情動に耐えることができなければならない。したがって，親に治療が必要かどうかを評価する必要がある。2つ目は，治療に参加する親の何割かに，治療への関与を拒否するような思考や信念がみられる場合である。そのような親は，虐待のサインに気づかなかったり，虐待を止められなかったり，予防できなかったことに罪悪感を覚えている。また，身体的な虐待を行った親は，自分の虐待行為や自分が「良い親」ではなかったことを恥ずかしく思っているかもしれない。さらに，「専門家」に依存する傾向の強い親もいる。例えば，「私は，すでに治療を受けています。今回の治療は，娘の治療であって，私に対する治療ではないでしょう。だから，あなたが娘のことをしっかりと治してくれればいいんです」と言った親がいた。親が治療へ参加する場合には，どのような困難が予想されるか，あらかじめ確認しておくことが重要である。そして，親には，子どもの回復に親自身が重要な役割を担っていることを強調することも重要である。

　さまざまな組織が治療に関わってくることで，問題が生じることもある。児童福祉施設や司法機関では，しばしば児童虐待を扱うことがあり，そのような組織が関わることによって，治療が複雑になる場合がある。通常，虐待を受けていた患者やその家族は，ストレスの多い状況にいる。それに加えて，法的な手続きをしなければならなかったり，法廷で証言をしたりするので，さらにストレスを受けることになる。サービスの提供者は，家族が関連機関と協力的な関係を築けるように治療的関係を用いることが勧められる。外部の機関に関与させる場合，治療の開始が遅れることもある。

5 症例スケッチ

ロバート（9歳）の事例

　ここでは，DeblingerとHeflin（1996）が，性的虐待を受けた少年に対してTF-CBTによる治療を行ったケース・スタディを提示する。ロバートは，9歳の白人の少年であった。「叔父のマーカスに性器を触られた」とサマーキャンプ・カウンセラーに打ち明けたことで，両親に連れられてクリニックの外来にやってきた。キャンプとスイミングクラブの会員専用のロッカールームで，ロバートが水着に着替えることを嫌がったことから事件は判明した。キャンプ・カウンセラーが，ロバートに反抗的な態度について尋ねると，ロバートは「マーカス叔父さんと同じように，知らないおじさんに裸を見られるから怖いんだ」と言った。
　キャンプ・カウンセラーは，両親と連絡を取り，ロバートを地元の警察署へ連れて行った。ロバートは，叔父のマーカスがペニスをロバートのペニスや臀部にこすりつけてきたこと，そして，この1年の間に何度もオーラル・セックスを強要されてきたことを告白した。さらに，マーカスは，ポルノビデオを見ながらロバートの前でマスターベーションをしていた。マーカスは，ロバートの父方の叔父であり，ロバートが3歳の時から同居をしていた。ロバートの両親が仕事に行ったり，週末の午後に外出したときに，マーカスはしばしばベビーシッターをかって出た。ロバートの話では，2人は仲良しであった。ロバートの証言から警察による捜査が行なわれ，マーカスは逮捕された。
　ロバートは，虐待を受けたことに対して心理的な治療を受けるためにクリニックに紹介された。クリニックでは，心理士が，提供されるサービスと守秘義務の範囲について説明を行い，ロバートが受けた虐待の内容，ロバートの最近の様子や病歴について情報収集をして包括的なアセスメントを行った。続いて，両親から事件をどのように受け止めているか話を聞き，ロバートの精神症状と行動パターンを評価するために，ロバートと両親にいくつかの自己記入式の質問紙に回答してもらった。ロバートは，週2回程度悪夢を見ていると話し，1年前よりも強く悲しみを感じると訴えた。ロバートは，外傷後ストレス障害と気分変調性障害の診断基準を満たしていた。また，両親は，数カ月前から息子が友達との交流を避けており，叔父とまったく会話をしていないことに気がついていたようであった。さらに，息子が最近怒りっぽくなって，疲労感を訴えることが多くなった，自分自身のことを否定的に言うようになったと述べた。
　ロバートと両親に，クリニックでの治療がおよそ16週間であることを説明し，症状が軽減されるまで，それぞれ個人療法を受けることになると説明を行った。治療方法を説明した翌週からロバートと両親に別々に個人療法を開始した。症状が軽減されてから，ロバートと両親の3人で合同のセッションを行う予定にした。
　治療の第一歩は，ラポールを確立することとロバートや両親にとって居心地の

良い環境を作ることであった。子どもに対する治療では、リラクセーション、感情の理解と表出、認知的コーピングなどのスキル・トレーニングに焦点を当てた。例えば、ロバートには最初に腹式呼吸について指導を行った。風船がお腹の中で膨らむイメージを思い描いたり、お腹の上に置いた紙コップが上下するのを見たりして、腹式呼吸を練習させた。次に、ロバートに筋弛緩法の指導を行った。筋弛緩法は、ブリキの兵士のように緊張してから、ゆでたスパゲッティのようにリラックスする方法である。緊張と弛緩を繰り返し、そのときの身体感覚を比較させた。神経が昂ぶったり、落ち着かない感じになったときにはいつでもリラクセーションを用いるように伝えた。

　治療が開始され、ロバートに話を聞くと、感じていることをうまく表現することができないようであった。ロバートは、質問に答える代わりに、無表情でセラピストを凝視したり、「わからない」と答えた。そのため、感情や情動に焦点を当てたアプローチを行った。治療が進むと、ロバートの感情や情動は整理されていった。治療では、感情を説明する辞書を作成したり、雑誌からさまざまな感情を表現した顔や絵を切り抜いたり、感情を表現するようにロール・プレイを行った。ロバートは、感情を表現するための言葉を学習し、会話の中で自身の感情を表現できるようになっていった。主観的不快度（subjective units of distress：SUD）という考え方を学習することで、ロバートは、自分の感情の強さをラジオのボリュームのように理解できるようになった。たとえば、落ち着いているときのボリュームは0かOFFである。悲しいときや憂うつなときは、感情の強さが中程度であるので、ボリュームは4〜6くらいである。さらに、深刻に落ち込んでいるときには、感情は非常に強くなり、ボリュームは最も高い10になる。ロバートは、SUDの評価方法に慣れてきて、セッション中に感情を評価するときに0〜10の値でその強さを評価することができるようになった。

　次に、治療のもう1つの重要な要素である認知的コーピングの訓練を行った。虐待を受けたことに対するロバートの考えは、非常にネガティブで歪んでいた。例えば、「僕がマーク叔父さんに触っていいよと言ってしまったんだ」、「もし他の人が見たら、怪しいことをしていると思うだろう」という考えがあった。ロバートは、これらの思考に対して自己陳述を用いる方法と思考を置き換える方法を学んだ。例えば、ロバートは、マーカスの行動を止めさせるためにできることをリスト化することで、この考えに対抗した。さらに、ロバートは事件当時にも遊びに誘ってくれた多くの友人がいることを思い出し始めた。

　ロバートにコーピングの方法を指導すると同時に、両親に対してもコーピング・スキルのトレーニングを開始した。ロバートが虐待されていたことに関して、両親は、マーカスとロバートを一緒に家に残してしまったこと、虐待の兆候に気づかなかったことに罪悪感を覚えていた。さらに、両親はマーカスに対して強い怒りを覚え、マーカスを信頼していた分、混乱していた。両親は、議論をしたり、相手を傷つけたりしないように注意しながら、お互いの感情を表現するように勧められた。ロバートの母親は、強いストレスを感じていることと身体が緊張してこわばっていると報告した。そのため、漸進的筋弛緩法をセッションごとに実施し、繰り返し練習を行った。さらに、認知と感情と行動の関連について両親に心理教育を行い、さまざまな認知の歪みを検討した。認知の歪みは、例えば、レッ

テル貼り，感情的決めつけ，破局的思考，「すべき」思考，結論の飛躍などである（非機能的な思考の詳細に関しては，Kendall, 2000 参照）。両親は，「この事件に気づかなかった私は悪い親だ」という不適応的で非機能的な思考（結論の飛躍）に気がついた。最終的に，両親はこれらの思考の変容に取り組み，より現実的で適応的な思考に置き換えることができるようになった。例えば，「私は，ロバートが引きこもり，悲しそうにしていたことに気がついた。その理由を探そうと努力した。私は，できる限り良い母親であろうとした」という思考に置き換えるようにした。

個人セッションを4回ずつ実施した後に，ロバートと両親の合同セッションを2回実施した。これらのセッションの目的は，ロバートがリラクセーションの方法によって，ゆったりした気持ちになれるようにすること，両親に認知的コーピングのスキルを身につけてもらうこと，特に情動管理スキルを身につけ，ロバートをサポートすることであった。

ロバートと両親は，感情的苦痛への対処方法を学んだことで，不安と抑うつの症状が和らいだと報告した。そして，治療の第2段階である段階的曝露が始められた。治療初期において，ロバートは実際に受けた性的虐待から離れて，一般的な性的虐待について話すように促された。DeblingerとHeflin（1996）は，虐待の発生率や虐待の種類といった性的虐待の一般的知識を話し合うことが，苦痛を最小にする方法であると示唆している。ロバートは，とても落ち着いて話をすることができ，不安の症状もみられなかった。そのため，人形を使って実際に受けた虐待とは異なった脚本を作成し，その脚本を読むことを開始した。その後，ロバートは，叔父のマーカスも含めた家族の描画を行い，虐待経験に対してより直接的な曝露を開始した。最終的には，ロバートは，時間とともに実際の経験について詳細に話すことができるようになった。ロバートが不安症状を示さないようになるまで，漸進的な曝露を繰り返した。そうすることで，ロバートの自己評価は大きく改善した。感情的な回避を強化しないように，ロバートには回避的なコーピング・スキルを使用せずに，不安が減少するまで曝露を行うように働きかけた。曝露療法の目的は，馴化を引き起こすことと，不安症状が自然と減少することをロバートが経験することであった。曝露中にリラクセーションのような不安を減少させるスキルを使用すると，「回避することだけが不安を減少させる方

ロバートが行った曝露の階層表の例は，以下の通りである。

- ロバートは，言葉と絵で叔父のマーカスを記述した。
- ロバートは，（実際に彼が経験したものではない）性的虐待のエピソードを人形で再現した。
- ロバートは，人形を自分に見立てて，最近の性的虐待のエピソードを再現した。
- ロバートは，最初の性的虐待のエピソードについて話した。
- ロバートは，継時的に虐待のすべてのエピソードを完全な物語として完成させた。

5．症例スケッチ

法である」と考え，回避行動を強化してしまうだろう。したがって，コーピング・スキルは，曝露療法を行っていないときに使用されるべきである。曝露療法を実施するためには1時間から1時間半程度の時間が必要である。

　息子が虐待を受けたことへの不安感を減少させるために，両親に対しても曝露療法を行った。両親への曝露療法では，両親は互いに虐待について思っていることを話し合った。話し合うことで，不安感が少なくなってきたので，ロバートが打ち明けた話を両親にゆっくりと伝えた。両親はいずれ，自宅でロバートの曝露課題を補佐することになるので，両親が息子の受けた虐待について知っておくことは重要なことであった。両親が，曝露課題をロバートに実施できるようにロール・プレイを用いて練習を行った。合同セッションでは，ロバートへの曝露の方法をモデル化することにより，両親が曝露を実施できるようにした。曝露課題の間，ロバートも両親も虐待に対する自身の考えを確認し，自分たちが何に原因を帰属させているのかを確認するようにした。例えば，ロバートは，虐待を受けたことを恐ろしく感じていた一方で，身体的には気持ち良さを感じていたという罪悪感があることに気づき，その考えと戦った。セラピストは，認知変容のようなさまざまな認知療法の技法を用いた。それと同時に，ロバートと両親が認知や情動を処理できるように適切な心理教育を実施した。例えば，ロバートには，虐待の行為に対する感情反応と虐待を受けていたときの身体的な感覚を切り離すことができるように援助した。さらに，性的発達に関する適切な情報を提供し，認知と感情の処理を行うためにロバートと両親に対して，再び合同セッションを実施した。

　治療の最終段階は，ロバートと両親でいくらか異なっていた。子どもに対する性的虐待，健康的で適切な性行動，安全確保のスキルについてロバートと両親に心理教育を実施した。ロバートへの心理教育では，人形を用いて，誰が虐待経験について打ち明けてもいい人か，そしてどのように話せばよいかを学習させた。ロバートが自分の意に反して触れられたり，不快なやり取りをしたりすることに対して「嫌だ」と言えるようになるために，アサーティブネス・スキルの習得も行った。虐待を受ける以前のロバートは，行儀が良くて，滅多に怒られるような子どもではなかった。しかし，虐待を受けた後には，次第に大人に対して不信感を示し，反抗的に振舞うようになった。さらに，不適切な性的行動を示すようにもなった。そのため，両親に対して，随伴性マネジメントやタイムアウト法などの育児スキルについて心理教育を実施した。治療間隔は，治療開始1カ月半後に隔週として徐々に減らしていき，治療は不安をマネジメントするテクニックを中心に実施した。アセスメントから治療の終了までは18週間であった。

6 参考図書

Azar, S., & Wolfe, D. A. (in press). Child physical abuse and neglect. In E. J. Mash & R. A. Barkley (Eds.), Treatment of childhood disorders (3rd edition). New York: Guilford.
　本書は，主として児童虐待とネグレクトを行う親を指導するエビデンスに基づいた治療方法を概説したものである。

Cohen, J. A., Mannarino, A. P., & Deblinger, E. (in press). Treating children and traumatic grief in children: A clinician's guide. New York: Guilford Press.（金剛出版より刊行予定）
　トラウマをもつ子どもの治療モデルである，トラウマに焦点を当てた認知行動療法（TF-CBT）について書かれている。この本は，PRACICE（養育スキル，親業スキル：Parenting skills，心理教育：Psychoeducation，リラクセーション：Relaxation，感情調節：Affect modulation，認知プロセス：Cognitive processing，トラウマ語り：Trauma narration，心的外傷的な悲しみの構成要素：Traumatic grief components，生体内の統御：In vivo mastery，子どもと親の共同セッション：Conjoint child-parent session，安全の強化：Enhancing safety）と表されるようなTF-CBTの構成要素について詳細に記述している。

Miller, A. L., Rathus, J. H., & Linehan, M. M. (in press). Dialectical behavior therapy for suicidal multi-problem adolescents. New York: Guilford Press.
　治療計画と臨床的問題を詳細に記述することによって，青年に対する弁証法的行動療法（DBT）の特殊な方法が解説されている。自殺企図を含む複数の問題を抱えた青年に対するDBTについて，数多くの臨床スケッチ（ケース記述）とその解説がなされている。

Wekerle, C., & Wall, A.-M. (Eds.) (2002). The violence and addiction equation: Theoretical and clinical issues in substance abuse and relationship violence. New York: Brunner Routledge/ Taylor & Francis.
　この本は，児童虐待や10代のデート暴力，デート・レイプ，交際時の暴力，成人の配偶者からの暴力といった近親者からの暴力について編集されたものである。これらの問題は，アルコールや薬物の乱用とも関わっていることが多い。各章では，（近親者に暴力を振るうという）特殊な集団への考察，臨床的なプログラミングや特殊な問題の特徴について記載されている。

7. 文 献

American Psychiatric Association. (2000). Diagnostic and statistical manual of mental disorders DSM-IV-TR (Text Revision). Washington, DC: Author.

Bloomquist, M. L. (1996). Skills trainingfor children with behavior disorders: A parent and therapist guidebook. New York: Guilford Press.

Cicchetti, D., & Toth, S. L. (2004). Child maltreatment. Annual Reviews in Clincal Psychology 1(15), 1-15.

Cloitre, M., Koenen, K. C., Cohen, L. R., & Han, H. (2002). Skills training in affective and interpersonal regulation followed by exposure: A phase-based treatment for PTSD related to childhood abuse. Journal of Consulting & Clinical Psychology 70(5), 1067-1074.

Cohen, J. A., Deblinger, E., Mannarino, A. P., & Steer, R. A. (2004). A multisite, randomized controlled trial for children with sexual abuse-related PTSD symptoms. Journal of the American Academy of Child and Adolescent Psychiatry 43(4), 393-402.

Cohen, J. A., Mannarino, A. P., & Deblinger, E. (2002). Child and parent trauma-focused cognitive behavioral therapy: Treatment manual. Philadelphia: Drexel University College of Medicine.

DeBellis, M. D. (2001). Developmental traumatology: The psychobiological development of maltreated children and its implications for research, treatment, and policy. Development and Psychopathology 13, 539-564.

Deblinger, E., & Heflin, A. (1996). Treating sexually abused children and their nonoffending parents: A cognitive-behavioral approach. Thousand Oaks, CA: Sage Publications.

Dodge, K.A. (2003). Do social information-processing pattems mediate aggressive behavior? In B.B. Lahey, T.E. Moffitt & A. Caspi (Eds.), Causes of conduct disorder and juvenile delinquency (pp. 254-274). New York: Guilford Press.

Dumas, J. E., & Wekerle, C. (1995). Matemal reports of child behavior problems and personal distress as predictors of dysfunctional parenting. Development and Psychopathology 7(3), 465-479.

Evans, D. L., Foa, E.B., Gur, R. E., Hendin, H., O'Brien, C. P., Seligman, M. E. P., & Walsh, T. (Eds.). (2005). Treating and preventing adolescent mental health disorders. Oxford: Oxford University Press.

Finkelhor, D., Ormrod, R., Tumer, H., & Hamby, S. L. (2005). The victimization of children and youth: A comprehensive, national survey. Child Maltreatment, 10, 5-25.

Flisher, A. J, Dramer, R. A., Hoven, C. W., Greenwald, S., Alegria, M., Bird, H.R., et al. (1997). Psychosocial characteristics of physically abused children and adolescents. Journal of the American Academy of Child and Adolescent Psychiatry 36(1), 123-131.

Foa, E. B., Johnson, K. M., Feeny, N. C., & Treadwell, K. R. (2001). The child PTSD symptom scale: A preliminary examination of its psychometric properties. Journal of Clinical Child

Psychology 30(3), 376-384.

Friedberg, R. D., & McClure, J. M. (2002). Clinical practice of cognitive therapy with children and adolescents: The nuts and bolts. New York: Guildford Press.

Herrera, V. M., & McCloskey, L. (2003). Sexual abuse, family violence and female delinquency: Findings from a longitudinal study. Violence and Victims, 18(3), 319-334.

Kaplan, S. J., Pelcovitz, D., Salzinger, S., Weiner, M., Mandel, F. S., Lesser, M. L., & Labruna, V. B. (1998). Adolescent physical abuse: Risk for adolescent psychiatric disorders. American Journal of Psychiatry 155(7), 954-959.

Kelly, K., & Totten, M. (2002). When children kill: A social-psychological study of youth homicide. Peterborough, Onatario: Broadview Press.

Kendall, P. C. (2000). Child and adolescent therapy (2nd ed.). New York: Guilford Press.

Kendall-Tackett, K. A., Williams, L. M., & Finkelhor, D. (1993). Impact of sexual abuse on children: A review and synthesis of recent empirical studies. Psychological Bulletin, 113(1), 164-180.

Kolko, D. J. (1996). Clinical monitoring of treatment course in child physical abuse: Psychometric characteristics and treatment comparisons. Child Abuse and Neglect,20(1), 23-48.

Linehan, M. M. (1993). Cognitive behavioral therapy of borderline personality disorder New York: Guilford Press.

Linehan, M. M., Armstrong, H. E., Suarez, A., Allmon, D., & Heard, H. L. (1991). Cogntive behavioral treatment of chronically parasuicidal borderline patients. Archives of General Psychiatry, 48, 1060-1064.

Linning, L. M., & Kearney, C. A. (2004). Post-traumatic stress disorder in maltreated youth: A study of diagnostic comorbidity and child factors. Journal of Interpersonal Violence, 19, 1087-1101.

Lyons-Ruth, K., & Jacobvitz, D. (1999). Attachment disorganization: Unresolved loss, relational violence, and lapses in behavioral and attentional strategies. In J. Cassidy & P. R. Shaver, (Eds.), Handbook of attachment: Theory research, and clinical applications (pp. 520-554). New York: Guilford Press.

MacMillan, H. L., & Munn, C. (2001). The sequelae of childhood maltreatment. Current Opinion in Psychiatry 14, 325-331.

March, J. S., Silva, S., Petrycki, S., Curry, J., Wells, K., Fairbank, J., Burns, B., Domino, M., McNulty, S., Vitiello, B., & Severe, J. (2004). Fluoxetine, cognitive-behavioral therapy, and their combination for adolescents with depression: Treatment for adolescents with depression study (TADS), randomized controlled trial. Journal of the American Medical Association, 292, 807-820.

McGloin, J. M., & Widom, C. S. (2001). Resilience among abused and neglected children grown up. Development & Psychopathology 13(4), 1021-1038.

National Clearinghouse on Child Abuse and Neglect Information. (2004, March). Longterm consequences of child abuse and neglect. Retrieved March 23, 2005, from http://nccanch.acf.hhs.gov/pubs/factsheets/long_term_consequences.cfin.

National Clearinghouse on Child Abuse and Neglect Information. (2005, November). Treatment for abused and neglected children: Infancy to age 18 - Assessment of child maltreatment. Retrieved March 23, 2005, from http://nccanch.acf.hhs.gov/pubs/user-manuals/treatmen/treatmeni.cfm#105.

Nemeroff, C. B., Bremmer, J. D., Foa, E. B., Mayberg, H. S., North, C. S., & Stein, M. B. (2006). Posttraumatic stress disorder: A state-of-the-art science review. Journal of Psychiatric Research, 40, 1-21.

Power, C., & Hertzman, C. (1999). Health, well-being, and coping skills. In D. P. Keating & C. Hertzman (Eds.), Developmental health and the wealth of nations: Social, biological, and educational dynamics (pp. 41-54). New York: Guilford Press.

Rathus, J. H. & Miller, A. L. (2002). Dialectical behavior therapy adapted for suicidal adolescents. Suicide and Life Threatening Behavior, 32, 146-157.

Runyon, M. K., Deblinger, E., Ryan, E. E., & Thakkar-Kolar, R. (2004). An overview of child physical abuse: Developing an integrated parent-child cognitive-behavioral treatment approach. Trauma, Violence, & Abuse, 5(1), 65-85.

Scher, C. D., Forde, D. R., McQuaid, J. R. & Stein, M. B. (2004). Prevalence and demographic correlates of childhood maltreatment in an adult community sample. Child Abuse & Neglect, 28(2), 167-81.

Skowron, E., & Reinemann, D. (2005). Effectiveness of psychological interventions for child maltreatment: A meta-analysis. Psychotherapy: Theory Research, Practice, Training, 42(1), 52-71.

Trickett, P., Noll, J., Reiffinan, A., & Putnam, F. (2001). Variants of intrafamilial sexual abuse experience: Implications for short- and long-term development. Development and Psychopathology 13, 1001-1019.

U.S. Department of Health and Human Services. (2004). Child maltreatment 2002: Reports from the states to the National Center on Child Abuse and Neglect. Washington, DC: Government Printing Office.

U.S. Department of Health and Human Services (2005). Child maltreatment 2003: Reports from the states to the National Center on Child Abuse and Neglect. Washington, DC: Government Printing Office.

Walsh, C. A., MacMillan, H. L., Trocmé, N., Boyle, M., & Jamieson, E. (2008). Measurement of victimization in adolescence: Development and validation of the Childhood Experience of Violence Questionnaire. Child Abuse & Neglect, 32, 1037-1057.

Webster-Stratton, C. (2002). The incredible years: A trouble-shooting guide for parents of children aged 3-8. Toronto: Umbrella Press.

Wekerle, C., & Wall, A-M. (2002). The violence and addiction equation: Theoretical and clinical issues in substance abuse and relationship violence. New York: Brunner Routledge/Taylor & Francis.

Wekerle, C., Wall, A-M., Trocmé, N., & Leung, E. (in press). Cumulative stress and substaintiated maltreatment: The importance of caregiver vulnerability and adult partner violence. Child Abuse and Neglect.

Wekerle, C., & Wolfe, D. A. (2003). Child maltreatment. In E. J. Mash & R. A. Barkley (Eds.), Child psychopathology, (2nd ed., pp. 632-686). New York: Guilford.

Wekerle, C, Wolfe, D. A., Hawkins, D. L., Pittman, A.-L., Glickman, A., & Lovald, B. E. (2001). The value and contribution of youth self-reported maltreatment history to adolescent dating violence: Testing a trauma mediational model. Development and Psychopathology 13, 847-871.

Wolfe, D. A. (1999). Child abuse: Implications for child development and psychopathology (2nd ed.). Thousand Oaks, CA: Sage Publications.

Wolfe, D. A., Scott, K., Wekerle, C., & Pittman, A. (2001). Child maltreatment: Risk of adjustment problems and dating violence in adolescents. Journal of the American Academy of Child and Adolescent Psychiatry 40(3), 282-289.

Wolfe, D. A., & Wekerle, C. (1993). Treatment strategies for child physical abuse and neglect: a critical progress report. Clinical Psychology Review, 13, 473-500.

Wolfe, V. V. (2002). Children's Impact of Traumatic Events Scale-Il. Unpublished assessment instrument. London, ON: Child and Adolescent Centre, Lonon Health Sciences Centre.

World Health Organization. (1999). Child abuse and neglect. Retrieved March 23, 2005, from http://www.who.int/violence_injury_prevention/violence/neglect/en

Zoroglu, S. S., Tuzun, U., Sar, V., Tutkun, H., Savas, H. A., Ozturk, M., et al. (2003). Suicide attempt and self-mutilation among Turkish high school students in relation with abuse, neglect, and dissociation. Psychiatry and Clinical Neurosciences 57, 119-126.

8 付録：ツールと資料

児童虐待のアセスメント・ツール

　本文中に記載したように，いくつかのアセスメント・ツールは市販されていたり，ジャーナルに発表されている。この付録では，「虐待」というような言葉ではなく，特定の行動についての質問で虐待に関するインタビューをするのに役立つ2つの尺度を示した。最初に，虐待の範囲と，それに対する反応，およびどの程度不快なライフ・イベントであったかを測定する，評定者が質問する形式の尺度を紹介した。次に，暴力体験の範囲と，その特徴を測定する質問紙を紹介した。これらの尺度は何年にもわたって開発され発表されてきた。当初の開発意図（例えば，匿名での調査に用いたり，性的虐待の被害者の臨床場面で用いるためなど）が特定の臨床家のニーズにマッチしないことがあり，その場合には質問や教示の言葉づかいについて適切な変更をしなければならないことがあるため，注をつけておいた。他のアセスメント・ツールと同様，そのツールの有用性を確認するためには研究が必要であり，その研究結果に基づいて各臨床ケースを検討することができる。

　児童用トラウマ影響尺度Ⅱ（The Children's Impact of Traumatic Events Scale Ⅱ（CITES-Ⅱ；Veitch Wolfe, 2002））は，8～16歳を対象年齢として開発されている。青年期の性に関する項目は新たに加えられた項目であり，それ以外の項目については心理測定学的に問題がないことが明らかになっている。CITESは，当初は性的虐待を目的に開発されており，原因帰属／社会的サポートの項目も性的虐待に関して確認している。その他については，このフォームはすべてのトラウマのタイプに用いることができる。トラウマに関する症状で回答が困難な子どももいる可能性がある。その場合は，臨床家がその子どもがDSM-ⅣのPTSDのA2の基準（その人の反応は強い恐怖，無力感または戦慄に関するものである。注：子どもの場合はむしろ，まとまりのないまたは興奮した行動によって表現されることがある）を十分満たしていると判断した場合には，症状領域の質問に移ってよい。たいていこの尺度はインタビュー形式で行われるが，青年期の対象者は自分で質問紙に回答する方を好むことがある。CITES-Ⅱは4セクションから構成されている（トラウマに関する症状，PTSD症状，原因帰属と社会的サポート，そして男女別の項目である）。臨床家や研究者は自分のアセスメントの目的に合わせてセクションを選択することができる。

児童用トラウマ影響尺度Ⅱ
(The Children's Impact of Traumatic Events Scale-Ⅱ; Vicky Veitch Wolfe (2002))

名前＿＿＿＿＿＿＿＿＿＿＿＿＿＿＿＿　日付＿＿＿＿＿＿＿＿＿＿＿＿＿＿＿

説明

質問者へ：CITES-Ⅱは，子どもや青年における，ネガティブなライフ・イベントを測定する質問紙である。CITES-Ⅱを実施する前に，評価をしようとしている特定の出来事や一連の出来事について子どもや青年が回答できるようにしておく必要がある。親や，ソーシャル・ワーカー，もしくはその子どものことを知っている人（セラピストや里親など）から，詳細な情報を収集することもできる。その出来事に関して，まず以下の情報を記録しておくこと。

ネガティブなライフイベントのタイプ （CITES-Ⅱで評価する虐待のタイプ）
□虐待 　□身体的虐待 　□性的虐待 　□心理的虐待 　□ネグレクト
□家庭内暴力にさらされた
□犯罪の犠牲者
□他の人がひどい事故や犯罪，およびその他のひどくネガティブなライフ・イベントに遭遇したのを目撃した
□ひどい事故や外傷
□自然／環境災害
□その他（詳細を記述すること）
出来事はどれくらい前に起こったか？
□3カ月以内
□3カ月以上，1年未満
□1年以上，2年未満
□2年以上前
虐待したりトラウマを引き起した人はいたか？
□はい（はいの場合－子どもとの関係：　　　　　　　）
□いいえ
その出来事は何回起こったか？
□1回
□5回未満
□5回から10回
□10回から20回
□20回以上

このページは臨床での個人使用であれば，購入者は複写可能
From:C.Wekerle,A.L.Miller,D.A.Wolfe,& C.Spindel:Childhood Maltreament ©2006 Hogrefe & Huber Publishers

8．付録：ツールと資料

自分で質問に回答させる場合も，インタビューして回答させていく場合も，以下の教示をすること。

「あなたの人生でとんでもないことが起こったことがわかりました。以下の質問は，その出来事があなたの人生にどのような影響を与えたかを確認するための質問です。その出来事とは_____のことです。何が起きたかもっと話してほしいというわけではないのですが，質問している最中にその出来事についてもっと話したくなったら話してもらってかまいません。その出来事を思い出しつつ，質問に回答してください。何か質問はありますか？」

教示

以下の項目は，ネガティブな出来事を経験したときの感情を聞いている項目です。その出来事が起きたときを思い出して，「まったく感じなかった」「多少感じた」「とても強く感じた」のうちで一番あてはまるものを回答してください。これらの質問には正解や不正解はありません。**その出来事が起きたときの**感情を思い出して回答して下さい。

	まったく感じなかった	多少感じた	とても強く感じた	コード
1．怖い	☐	☐	☐	F/A
2．不幸だ	☐	☐	☐	NA
3．死んでしまいそうだ	☐	☐	☐	ER
4．何かを投げつけてしまいそうだ	☐	☐	☐	ER
5．狂った感じだ	☐	☐	☐	NA
6．気を失ってしまいそうだ	☐	☐	☐	ER
7．むかつく／胃が痛い	☐	☐	☐	ER
8．叫びたい	☐	☐	☐	NA
9．魂の抜け殻のようだ	☐	☐	☐	D
10．驚いた	☐	☐	☐	F/A
11．困惑した	☐	☐	☐	F/A
12．震えた	☐	☐	☐	F/A
13．何も感じない	☐	☐	☐	D
14．怒った	☐	☐	☐	NA
15．神経質な感じ	☐	☐	☐	F/A
16．止めて欲しい	☐	☐	☐	NA
17．殺されてしまいそうだ	☐	☐	☐	ER
18．私が引き起してしまった	☐	☐	☐	G
19．何が自分に起こっているのかわからない	☐	☐	☐	D
20．怪我させられてしまいそうだ	☐	☐	☐	ER
21．私が原因である	☐	☐	☐	G

このページは臨床での個人使用であれば，購入者は複写可能
From:C.Wekerle,A.L.Miller,D.A.Wolfe,& C.Spindel:Childhood Maltreament ©2006 Hogrefe & Huber Publishers

22. そこにいるような気がしない	☐	☐	☐	D
23. 恐ろしい	☐	☐	☐	ER
24. 罪深い	☐	☐	☐	G
25. ふぬけた感じ	☐	☐	☐	D
26. 心配だ	☐	☐	☐	F/A
27. 気が動転した	☐	☐	☐	NA
28. 嫌だ	☐	☐	☐	F/A
29. 別人になってしまったようだ	☐	☐	☐	D
30. 当然の報いだと感じる	☐	☐	☐	G
31. 自分が消え失せてしまいそうな感じ	☐	☐	☐	D
32. 自殺してしまいそうだ	☐	☐	☐	ER
33. 苦痛だ	☐	☐	☐	NA
34. 時間感覚のない感じだ	☐	☐	☐	D
35. 最悪だ	☐	☐	☐	NA
36. 自分のせいだと思う	☐	☐	☐	G
37. ボーっとした感じ	☐	☐	☐	D
38. 加害者を殺してしまいそうだ	☐	☐	☐	ER
その他（詳細に記入のこと）_____				

　以下のセクションの質問は，**この一カ月**で起こったことに関するあなたの考えや感じたことについての質問です。各質問について，「あてはまらない」「ときどきもしくは少しあてはまる」「しばしばもしくはとてもあてはまる」のいずれかで回答してください。正しい答えや間違った答えというものはありません。

	あてはまらない	ときどきもしくは少しあてはまる	しばしばもしくはとてもあてはまる	DSM-IVの症状
1. そのイメージが突然思い出される	☐	☐	☐	B1
2. それを思い出してしまった時には，他のことを考えようとする	☐	☐	☐	C1
3. その起こったことの夢もしくは悪夢を見る	☐	☐	☐	B2
4. 起こってしまったことを忘れようとしている	☐	☐	☐	C1
5. そのことについて考えてしまって，眠れなかったり途中で目が覚めてしまう	☐	☐	☐	D1
6. 大したことではないことに激怒した	☐	☐	☐	D2

このページは臨床での個人使用であれば，購入者は複写可能
From: C.Wekerle, A.L.Miller, D.A.Wolfe, & C.Spindel: Childhood Maltreament ©2006 Hogrefe & Huber Publishers

	あてはまらない	ときどきもしくは少しあてはまる	しばしばもしくはとてもあてはまる	DSM-IVの症状
7. そのことを思い出してしまうと，とても怖くなる	☐	☐	☐	B4
8. それは起こらなかったとか，夢だったと思うようにしている	☐	☐	☐	C1
9. 理由もないのにイライラしている	☐	☐	☐	D2
10. そのことを思い出してしまうため，集中できない	☐	☐	☐	D3
11. ちょっとしたことでも動転してしまう	☐	☐	☐	D2
12. いろいろなことがそのことを思い出させる	☐	☐	☐	B1
13. 安全確保のためにはもっと注意深くなければならなかったと思う	☐	☐	☐	D4
14. そのことを思い出してしまうようなことは，やらないことにした	☐	☐	☐	C1
15. 思い出したくないのに，そのことを思い出してしまう	☐	☐	☐	B1
16. 自分の感情をコントロールできない	☐	☐	☐	D2
17. 突然の大きな音でびっくりして飛び上がってしまう	☐	☐	☐	D5
18. イライラしすぎて集中できない	☐	☐	☐	D3
19. 思い出させるようなものには近づかないことにした	☐	☐	☐	C2
20. すぐ人に腹をたててしまう	☐	☐	☐	D2
21. 友達といたり遊んだりしている時にも，思い出したり身構えたりしてしまう	☐	☐	☐	B1
22. 起こったことを考えるとドキッとする	☐	☐	☐	B4
23. それがまた自分に起こってしまいそうな気がする	☐	☐	☐	B5
24. 自分には将来があるのだろうかと疑問だ	☐	☐	☐	C7

このページは臨床での個人使用であれば，購入者は複写可能
From:C.Wekerle,A.L.Miller,D.A.Wolfe,& C.Spindel:Childhood Maltreament ©2006 Hogrefe & Huber Publishers

	あてはまらない	ときどきもしくは少しあてはまる	しばしばもしくはとてもあてはまる	DSM-IVの症状
25. もう起こったことを考えたくない	☐	☐	☐	C1
26. それが起こる前には楽しめていたことにも，興味を持てなくなってしまった	☐	☐	☐	C4
27. それが今まさに起こっているかのように感じるほど（視覚的，聴覚的，触覚的，味覚的，嗅覚的）鮮明な記憶がある	☐	☐	☐	B3
28. 何も悪いことが起きないように慎重にすべてをチェックすべきだったと思う	☐	☐	☐	D7
29. 他人を信じることができなくなった	☐	☐	☐	C5
30. 起こったことを思い出させる場所に近づかなくなった	☐	☐	☐	C2
31. イライラ，びくびくしている	☐	☐	☐	D2
32. 他の人といるよりも一人でいたい	☐	☐	☐	C5
33. 起こったことの詳細を思い出せない	☐	☐	☐	C3
34. 起こったことを思い出すと取り乱してしまう	☐	☐	☐	B4
35. 起こったことを思い出すと叫びそうになる	☐	☐	☐	B5
36. 私は結婚して子どもを持ったり就職したりできないと思う	☐	☐	☐	C7
37. ぼんやりしてしまって何もできていない	☐	☐	☐	C4
38. 他の子と一緒にいたり遊んだりはしたくない	☐	☐	☐	C5
39. 何かの悪夢を見るがそれを思い出せない	☐	☐	☐	D1
40. そのことを思い出すと胃がむかむかしたり頭が痛くなったりする	☐	☐	☐	B5
41. それが起こる前よりも人間嫌いになった	☐	☐	☐	C6

このページは臨床での個人使用であれば，購入者は複写可能
From: C.Wekerle, A.L.Miller, D.A.Wolfe, & C.Spindel: Childhood Maltreament ©2006 Hogrefe & Huber Publishers

	あてはまらない	ときどきもしくは少しあてはまる	しばしばもしくはとてもあてはまる	DSM-IVの症状
42. 同じようなことやもっと悪いことが起きてしまいそうな気がする	☐	☐	☐	D4
43. そのことがまた起きてしまいそうな気がする	☐	☐	☐	B3
44. 起こったことを思い出させてしまう人を避けている	☐	☐	☐	C2
45. 起こったことについて話さないようにしている	☐	☐	☐	C1
46. 疲れていてもなかなか寝付けない	☐	☐	☐	D1

上記の1～46のセットの質問項目を見返してみてください。あなたが,「ときどきもしくは少しあてはまる」とか「しばしばもしくはとてもあてはまる」と答えた質問について考えた時,それらについて考えたり感じたりすると動揺しますか。

	あてはまらない	ときどきもしくは少しあてはまる	しばしばもしくはとてもあてはまる
a. 家族との関係はよい	☐	☐	☐
b. 友達関係はよい	☐	☐	☐
c. 学校生活は順調である	☐	☐	☐

性的虐待の被害者への質問項目				
	あてはまらない	ときどきもしくは少しあてはまる	しばしばもしくはとてもあてはまる	DSM-IVの症状
1. 今や性的虐待についてよくわかったので,今後は自分を守れると思う	☐	☐	☐	EMP
2. 起こったことについて私を責める人がいる	☐	☐	☐	G/SB
3. 性的虐待について安心して相談できる人がいる	☐	☐	☐	SS
4. いつも悪いことが私に起こる	☐	☐	☐	G/SB
5. また性的虐待をされるかもしれないので,私は大人を信頼しない	☐	☐	☐	DT

このページは臨床での個人使用であれば,購入者は複写可能
From:C.Wekerle,A.L.Miller,D.A.Wolfe,& C.Spindel:Childhood Maltreament ©2006 Hogrefe & Huber Publishers

	あてはまらない	ときどきもしくは少しあてはまる	しばしばもしくはとてもあてはまる	DSM-IVの症状
6. 起きたことを知っている人は私が悪いと思っている	☐	☐	☐	NR
7. もう一度同じようなことが起きそうになったら，私はそれを阻止できる	☐	☐	☐	EMP
8. 性的虐待について話してから，家族は私によくしてくれる	☐	☐	☐	SS
9. 信頼してしまう前に，もっと時間をかけるべきだったと思う	☐	☐	☐	DT
10. 起こったことについて私が責められてしまいそうな気がする	☐	☐	☐	G/SB
11. 私が悪いことをしたと思っている人がいる	☐	☐	☐	NR
12. 年上の子や大人は，年下の弱みにつけこむ	☐	☐	☐	DW
13. 何が起こったかを知っている人は，私を理解してくれて良くしてくれる	☐	☐	☐	SS
14. 性的虐待に遭う前よりも人を愛せなくなってしまった	☐	☐	☐	DT
15. 私が何か悪いことをしたから起こってしまったので，私は罰せられるに値すると思う	☐	☐	☐	G/SB
16. 自分一人で，年上の男子や大人の男の人といるのは好きではないし落ち着かない	☐	☐	☐	DT
17. 起こったことについて私が嘘をついていると思っている人がいる	☐	☐	☐	NR
18. 私はいつも運が悪いので，こんなことが起こってしまったと思う	☐	☐	☐	G/SB
19. また性的虐待が起きないように私の家族は私を守ってくれるだろう	☐	☐	☐	SS

このページは臨床での個人使用であれば，購入者は複写可能
From:C.Wekerle,A.L.Miller,D.A.Wolfe,& C.Spindel:Childhood Maltreament ©2006 Hogrefe & Huber Publishers

8. 付録：ツールと資料

	あてはまらない	ときどきもしくは少しあてはまる	しばしばもしくはとてもあてはまる	DSM-IVの症状
20. 性的虐待の事実がわかってからは，みんながまた起きないように守ってくれている	☐	☐	☐	SS
21. 他の子が性的虐待に遭わないか心配だ	☐	☐	☐	DW
22. 起こってしまったことに対しての罪悪感がある	☐	☐	☐	G/SB
23. こういったことは多くの子に起こっていると思う	☐	☐	☐	DW
24. それが起きてしまったので，私に好意を持っていてくれた人のうち何人かはもう私に好意を持ってくれなくなってしまった	☐	☐	☐	NR
25. また性的虐待をされてしまうのではないかと心配だ	☐	☐	☐	DT
26. 私が何かきっかけを作ってしまったので，あんなことが起きてしまったと思う	☐	☐	☐	G/SB
27. もし似たようなことが起きそうになったら，どう阻止したらいいかよいアイデアがある	☐	☐	☐	EMP
28. 似たようなことがまた私に起こるだろう	☐	☐	☐	DW
29. 性的虐待に関連して私がしたことは罰せられるに値すると思う	☐	☐	☐	G/SB
30. 性的虐待について話してからは，社会福祉士や警察官，およびカウンセラーなどの専門家が私を助けてくれた	☐	☐	☐	SS
31. 子どもに悪いことをしている人が沢山いると思う	☐	☐	☐	DW
32. 性的虐待に関して，私の家族は私が何かのきっかけを作ったのだと思っている	☐	☐	☐	NR
33. 私がどんなにショックを受けているか家族はわかってくれる	☐	☐	☐	SS

このページは臨床での個人使用であれば，購入者は複写可能
From:C.Wekerle,A.L.Miller,D.A.Wolfe,& C.Spindel:Childhood Maltreament ©2006 Hogrefe & Huber Publishers

	あてはまらない	ときどきもしくは少しあてはまる	しばしばもしくはとてもあてはまる	DSM-IVの症状
34. 私には性的虐待に関することで動揺してしまったときに頼れる人がいる	☐	☐	☐	SS
35. 誰もわかってくれないので，性的虐待についての気持ちや思いは話さないようにしている	☐	☐	☐	DT
36. 性的虐待について，家族以外の人は私がそれを引き起こしてしまったと思っている	☐	☐	☐	NR
37. 起こったことを知った人は，もう私と過ごそうとしてくれない	☐	☐	☐	NR
38. 性的虐待についての私の話をみんな信じてくれる	☐	☐	☐	SS
39. 性的虐待は多くの子どもに起こっていると思う	☐	☐	☐	DW
40. 裏切られるかもしれないので人を信じられない	☐	☐	☐	DT

12歳までの青年に対する性に関する項目（8歳～12歳）				
	あてはまらない	ときどきもしくは少しあてはまる	しばしばもしくはとてもあてはまる	DSM-IVの症状
1. 性について考えると動揺してしまう	☐	☐	☐	SA
2. テレビでキスシーンを見るとセクシーな気分になるときがある	☐	☐	☐	ER
3. セックスは汚いと思う	☐	☐	☐	SA
4. セックスについて二度と考えないでいられればと思う	☐	☐	☐	SA
5. セックスについての話しを聞くのは嫌だ	☐	☐	☐	SA
6. セックスなんてなければいいのにと思う	☐	☐	☐	SA
7. 友人たちよりも性に対する関心が強いと思う	☐	☐	☐	ER

このページは臨床での個人使用であれば，購入者は複写可能
From:C.Wekerle,A.L.Miller,D.A.Wolfe,& C.Spindel:Childhood Maltreament ©2006 Hogrefe & Huber Publishers

	あてはまらない	ときどきもしくは少しあてはまる	しばしばもしくはとてもあてはまる	DSM-IVの症状
8. 性的なことを考えたくない時にも，どうしても考えてしまう	☐	☐	☐	ER
9. 私はセクシーな服を着るのが好きだ	☐	☐	☐	ER
10. 友達にHなことを言って問題になったことがある	☐	☐	☐	ER
11. お風呂に入ったり着替えたりするときに，着物を脱ぐと不安になる	☐	☐	☐	SA
12. 雑誌やテレビでヌードを見るのが好きだ	☐	☐	☐	ER
13. Hなことを言うと興奮する	☐	☐	☐	ER
14. 友達とHなゲームをするのが好きだ	☐	☐	☐	ER
15. 周りに異性がいると怖い	☐	☐	☐	SA

12歳以上の青年に対する性に関する項目（12歳以上）				
	あてはまらない	ときどきもしくは少しあてはまる	しばしばもしくはとてもあてはまる	DSM-IVの症状
16. 自分を悩ます性的な想像がある	☐	☐	☐	RT
17. 自分の性行動が原因で問題に巻き込まれたことがある。	☐	☐	☐	RB
18. 私はセックスについて考えすぎる	☐	☐	☐	ER
19. ボーイフレンド（ガールフレンド）がいるのはとても重要なことだ	☐	☐	☐	RT
20. セックスについて考えると興奮する	☐	☐	☐	ER
21. どう断ったらいいかわからないので，他の子と性的なことをしたことがある	☐	☐	☐	RB
22. 性行為が寂しさを消してくれる	☐	☐	☐	RT
23. 男の子（女の子）にとって自分がセクシーだと思えることは重要だと思う	☐	☐	☐	RT

このページは臨床での個人使用であれば，購入者は複写可能
From:C.Wekerle,A.L.Miller,D.A.Wolfe,& C.Spindel:Childhood Maltreament ©2006 Hogrefe & Huber Publishers

	あてはまらない	ときどきもしくは少しあてはまる	しばしばもしくはとてもあてはまる	DSM-IVの症状
24. 私の友人の大半はセックスの経験がある	☐	☐	☐	PP
25. 性的なことについて話しても大丈夫だと信頼できる人が私にいる	☐	☐	☐	S-EMP
26. 私の学校の友人はセックスがかっこいいと思っている	☐	☐	☐	PP
27. 性的なことをするのは私にとっては大抵苦痛である	☐	☐	☐	PP
28. 10代の子は性感染症に注意すべきである	☐	☐	☐	S-EMP
29. 私は10代で妊娠しても困らないと思う	☐	☐	☐	RT
30. 性交渉の相手に躊躇なくコンドームを使うように言える	☐	☐	☐	S-EMP
31. 何かしてくれたら（夕食をおごってくれたり映画に連れて行ってくれたりしたら），セックスを断りづらいだろう	☐	☐	☐	RT
32. 酔いすぎて同意していないセックスを男の子にされたことがある	☐	☐	☐	RB
33. デートした相手がレイプしようとしたら，叫んで逃げ出そうとするだろう	☐	☐	☐	S-EMP
34. 女の子はずっと年上の男の子とのデートには慎重でなければならないと思う	☐	☐	☐	S-EMP
35. 性交経験のある女の子は妊娠しないように注意する義務があると思う	☐	☐	☐	S-EMP

児童用トラウマ影響尺度Ⅱ：採点フォーム
The Children's Impact of Traumatic Events Scale - Ⅱ:
Scoring Form, (Vicky Veitch Wolfe (2002))

名前＿＿＿＿＿＿＿＿＿＿＿＿＿＿　日付＿＿＿＿＿＿＿＿＿＿＿＿＿＿

面接者＿＿＿＿＿＿＿＿＿＿＿＿＿＿

その事件が起こった時の感情：トラウマ症状（PTSDのA2診断基準）

番号	項目	まったく感じなかった	多少感じた	とても強く感じた	コード
恐怖／不安（F/A）					
1.	怖い	☐	☐	☐	F/A
10.	驚いた	☐	☐	☐	F/A
11.	困惑した	☐	☐	☐	F/A
12.	震えた	☐	☐	☐	F/A
15.	神経質な	☐	☐	☐	F/A
26.	心配な感じ	☐	☐	☐	F/A
28.	嫌だ	☐	☐	☐	F/A
否定的感情（NA）					
2.	不幸だ	☐	☐	☐	NA
5.	狂った感じ	☐	☐	☐	NA
8.	叫びたい	☐	☐	☐	NA
14.	怒った感じ	☐	☐	☐	NA
16.	止めて欲しい	☐	☐	☐	NA
27.	気が動転した	☐	☐	☐	NA
33.	苦痛だ	☐	☐	☐	NA
35.	最悪だ	☐	☐	☐	NA

このページは臨床での個人使用であれば，購入者は複写可能
From: C.Wekerle, A.L.Miller, D.A.Wolfe, & C.Spindel: Childhood Maltreament ©2006 Hogrefe & Huber Publishers

番号	項目	まったく感じなかった	多少感じた	とても強く感じた	コード
解離（D）					
9.	魂の抜け殻のようだ	☐	☐	☐	D
13.	何も感じない	☐	☐	☐	D
19.	何が自分に起こっているのかわからない	☐	☐	☐	D
22.	そこにいるような気がしない	☐	☐	☐	D
25.	ふぬけた感じ	☐	☐	☐	D
29.	別人になってしまったようだ	☐	☐	☐	D
31.	自分が消え失せてしまいそうな感じ	☐	☐	☐	D
34.	時間感覚のない感じ	☐	☐	☐	D
37.	ボーっとした感じ	☐	☐	☐	D
極端な反応（ER）					
3.	死んでしまいそうだ	☐	☐	☐	ER
4.	何かを投げつけてしまいそうだ	☐	☐	☐	ER
6.	気を失ってしまいそうだ	☐	☐	☐	ER
7.	むかつく／胃が痛い	☐	☐	☐	ER
17.	殺されてしまいそうだ	☐	☐	☐	ER
20.	怪我させられてしまいそうだ	☐	☐	☐	ER
23.	恐ろしい	☐	☐	☐	ER
32.	自殺してしまいそうだ	☐	☐	☐	ER
38.	加害者を殺してしまいそうだ	☐	☐	☐	ER
罪／自責（G）					
18.	私が引き起してしまった	☐	☐	☐	G
21.	私が原因である	☐	☐	☐	G
24.	罪深い	☐	☐	☐	G

このページは臨床での個人使用であれば，購入者は複写可能
From: C.Wekerle, A.L.Miller, D.A.Wolfe, & C.Spindel: Childhood Maltreament ©2006 Hogrefe & Huber Publishers

番号	項目	まったく感じなかった	多少感じた	とても強く感じた	コード
30.	当然の報いだと感じる	☐	☐	☐	G
36.	自分のせいだと思う	☐	☐	☐	G

その他（記入すること）＿＿＿＿＿＿＿＿＿＿＿＿＿＿＿＿＿＿＿＿

この一カ月の感情；PTSD症状

番号	項目	まったく感じなかった	多少感じた	とても強く感じた	コード
再体験（B）					
1.	そのイメージが突然思い出される	☐	☐	☐	B1
12.	いろいろなことがそのことを思い出させる	☐	☐	☐	B1
15.	思い出したくないのに，そのことを思い出してしまう	☐	☐	☐	B1
21.	友達といたり遊んだりしている時にも，思い出したり身構えたりしてしまう	☐	☐	☐	B1
3.	その起こったことの夢もしくは悪夢を見る	☐	☐	☐	B2
27.	それが今まさに起こっているかのように感じるほど（視覚的，聴覚的，触覚的，味覚的，嗅覚的）鮮明な記憶がある	☐	☐	☐	B3
43.	そのことがまた起きてしまいそうな気がする	☐	☐	☐	B3
7.	そのことを思い出してしまうと，とても怖くなる	☐	☐	☐	B4

このページは臨床での個人使用であれば，購入者は複写可能
From:C.Wekerle,A.L.Miller,D.A.Wolfe,& C.Spindel:Childhood Maltreament ©2006 Hogrefe & Huber Publishers

番号	項目	まったく感じなかった	多少感じた	とても強く感じた	コード
22.	起こったことを考えるとドキッとする	☐	☐	☐	B4
34.	起こったことを思い出すと取り乱してしまう	☐	☐	☐	B4
23.	それがまた自分に起こってしまいそうな気がする	☐	☐	☐	B5
35.	起こったことを思い出すと叫びそうになる	☐	☐	☐	B5
40.	そのことを思い出すと胃がむかむかしたり頭が痛くなったりする	☐	☐	☐	B5
回 避（C）					
2.	それを思い出してしまった時には，他のことを考えようとする	☐	☐	☐	C1
4.	起こってしまったことを忘れようとしている	☐	☐	☐	C1
8.	それは起こらなかったとか，夢だったと思うようにしている	☐	☐	☐	C1
14.	そのことを思い出してしまうようなことは，やらないことにした	☐	☐	☐	C1
25.	もう起こったことを考えたくない	☐	☐	☐	C1
45.	起こったことについて話さないようにしている	☐	☐	☐	C1
19.	思い出させるようなものには近づかないことにした	☐	☐	☐	C2

このページは臨床での個人使用であれば，購入者は複写可能
From: C.Wekerle, A.L.Miller, D.A.Wolfe, & C.Spindel: Childhood Maltreament ©2006 Hogrefe & Huber Publishers

番号	項目	まったく感じなかった	多少感じた	とても強く感じた	コード
30.	起こったことを思い出させる場所に近づかなくなった	☐	☐	☐	C2
44.	起こったことを思い出させてしまう人を避けている	☐	☐	☐	C2
33.	起こったことの詳細を思い出せない	☐	☐	☐	C3
26.	それが起こる前には楽しめていたことにも，興味を持てなくなってしまった	☐	☐	☐	C4
37.	ぼんやりしてしまって何もできていない	☐	☐	☐	C4
29.	他人を信じることができなくなった	☐	☐	☐	C5
32.	他の人といるよりも一人でいたい	☐	☐	☐	C5
38.	他の子と一緒にいたり遊んだりはしたくない	☐	☐	☐	C5
41.	それが起こる前よりも人間嫌いになった	☐	☐	☐	C6
24.	自分には将来があるのだろうかと疑問だ	☐	☐	☐	C7
36.	私は結婚して子どもを持ったり就職したりできないと思う	☐	☐	☐	C7
過覚醒（D）					
5.	そのことについて考えてしまって，眠れなかったり途中で目が覚めてしまう	☐	☐	☐	D1

このページは臨床での個人使用であれば，購入者は複写可能
From:C.Wekerle,A.L.Miller,D.A.Wolfe,& C.Spindel:Childhood Maltreament ©2006 Hogrefe & Huber Publishers

番号	項目	まったく感じなかった	多少感じた	とても強く感じた	コード
39.	何かの悪夢を見るがそれを思い出せない	☐	☐	☐	D1
46.	疲れていてもなかなか寝付けない	☐	☐	☐	D1
6.	大したことではないことに激怒した	☐	☐	☐	D2
9.	理由もないのにイライラしている	☐	☐	☐	D2
11.	ちょっとしたことでも動転してしまう	☐	☐	☐	D2
16.	自分の感情をコントロールできない	☐	☐	☐	D2
20.	すぐ人に腹をたててしまう	☐	☐	☐	D2
31.	イライラ，びくびくしている	☐	☐	☐	D2
10.	そのことを思い出してしまうため，集中できない	☐	☐	☐	D3
18.	イライラしすぎて集中できない	☐	☐	☐	D3
13.	安全確保のためにはもっと注意深くなければならなかったと思う	☐	☐	☐	D4
42.	同じようなことやもっと悪いことが起きてしまいそうな気がする	☐	☐	☐	D4
17.	突然の大きな音でびっくりして飛び上がってしまう	☐	☐	☐	D5
28.	何も悪いことが起きないように慎重にすべてをチェックすべきだったと思う	☐	☐	☐	D7

このページは臨床での個人使用であれば，購入者は複写可能
From:C.Wekerle,A.L.Miller,D.A.Wolfe,& C.Spindel:Childhood Maltreament ©2006 Hogrefe & Huber Publishers

8. 付録：ツールと資料

上記の質問について考えた時の感情への影響（その出来事や PTSD 症状が社会的機能に影響しているか？）

	あてはまらない	ときどきもしくは少しあてはまる	しばしばもしくはとてもあてはまる
a. 家族との関係はよい	☐	☐	☐
b. 友達関係はよい	☐	☐	☐
c. 学校生活は順調である	☐	☐	☐

否定的出来事の原因帰属				
番号	項目	あてはまらない	ときどきもしくは少しあてはまる	しばしばもしくはとてもあてはまる	尺度
エンパワーメント（EMP）					
1.	今では性的虐待についてよくわかったので，今後は自分を守れると思う	☐	☐	☐	EMP
7.	もう一度同じようなことが起きそうになったら，私はそれを阻止できる	☐	☐	☐	EMP
27.	もし似たようなことが起きそうになったら，どう阻止したらいいかよいアイデアがある	☐	☐	☐	EMP
罪／自責（G/SB）					
2.	起こったことについて私を責める人がいる	☐	☐	☐	G/SB
4.	いつも悪いことが私に起こる	☐	☐	☐	G/SB
10.	起こったことについて私が責められてしまいそうな気がする	☐	☐	☐	G/SB
15.	私が何か悪いことをしたから起こってしまったので，私は罰せられるに値すると思う	☐	☐	☐	G/SB
18.	私はいつも運が悪いので，こんなことが起こってしまったと思う	☐	☐	☐	G/SB

このページは臨床での個人使用であれば，購入者は複写可能
From: C.Wekerle, A.L.Miller, D.A.Wolfe, & C.Spindel: Childhood Maltreament ©2006 Hogrefe & Huber Publishers

番号	項目	あてはまらない	ときどきもしくは少しあてはまる	しばしばもしくはとてもあてはまる	尺度
22.	起こってしまったことに対しての罪悪感がある	☐	☐	☐	G/SB
26.	私が何かきっかけを作ってしまったので，あんなことが起きてしまったと思う	☐	☐	☐	G/SB
29.	性的虐待に関連して私がしたことは罰せられるに値すると思う	☐	☐	☐	G/SB
不信（DT）					
5.	また性的虐待をされるかもしれないので，私は大人を信頼しない	☐	☐	☐	DT
9.	信頼してしまう前に，もっと時間をかけるべきだったと思う	☐	☐	☐	DT
14.	性的虐待に遭う前よりも人を愛せなくなってしまった	☐	☐	☐	DT
16.	自分一人で，年上の男子や大人の男の人といるのは好きではないし落ち着かない	☐	☐	☐	DT
25.	また性的虐待をされてしまうのではないかと心配だ	☐	☐	☐	DT
35.	誰もわかってくれないので，性的虐待についての気持ちや思いは話さないようにしている	☐	☐	☐	DT
40.	裏切られるかもしれないので人を信じられない	☐	☐	☐	DT
危険（DW）					
12.	年上の子や大人は，年下の弱みにつけこむ	☐	☐	☐	DW
21.	他の子が性的虐待に遭わないか心配だ	☐	☐	☐	DW
23.	こういったことは多くの子に起こっていると思う	☐	☐	☐	DW
28.	似たようなことがまた私に起こるだろう	☐	☐	☐	DW

このページは臨床での個人使用であれば，購入者は複写可能
From: C.Wekerle, A.L.Miller, D.A.Wolfe, & C.Spindel: Childhood Maltreament ©2006 Hogrefe & Huber Publishers

番号	項目	あてはまらない	ときどきもしくは少しあてはまる	しばしばもしくはとてもあてはまる	尺度
31.	子どもに悪いことをしている人が沢山いると思う	☐	☐	☐	DW
39.	性的虐待は多くの子どもに起こっていると思う	☐	☐	☐	DW
社会的サポート（SS）					
3.	性的虐待について安心して相談できる人がいる	☐	☐	☐	SS
8.	性的虐待について話してから，家族は私によくしてくれる	☐	☐	☐	SS
13.	何が起こったかを知っている人は，私を理解してくれて良くしてくれる	☐	☐	☐	SS
19.	また性的虐待が起きないように私の家族は私を守ってくれるだろう	☐	☐	☐	SS
20.	性的虐待の事実がわかってからは，みんながまた起きないように守ってくれている	☐	☐	☐	SS
30.	性的虐待について話してからは，社会福祉士や警察官，およびカウンセラーなどの専門家が私を助けてくれた	☐	☐	☐	SS
33.	私がどんなにショックを受けているか家族はわかってくれる	☐	☐	☐	SS
34.	私には性的虐待に関することで動揺してしまったときに頼れる人がいる	☐	☐	☐	SS
38.	性的虐待についての私の話をみんな信じてくれる	☐	☐	☐	SS

番号	項目	あてはまらない	ときどきもしくは少しあてはまる	しばしばもしくはとてもあてはまる	尺度
否定的反応（NR）					
6.	起きたことを知っている人は私が悪いと思っている	☐	☐	☐	NR
11.	私が悪いことをしたと思っている人がいる	☐	☐	☐	NR
17.	起こったことについて私が嘘をついていると思っている人がいる	☐	☐	☐	NR
24.	それが起きてしまったので、私に好意を持っていてくれた人のうち何人かはもう私に好意を持ってくれなくなってしまった	☐	☐	☐	NR
32.	性的虐待に関して、私の家族は私が何かのきっかけを作ったのだと思っている	☐	☐	☐	NR
36.	性的虐待について、家族以外の人は私がそれを引き起こしてしまったと思っている	☐	☐	☐	NR
37.	起こったことを知った人は、もう私と過ごそうとしてくれない	☐	☐	☐	NR
オプション：12歳までの青年に対する性に関する項目（8歳〜12歳）					
性に関する不安（SA）					
1.	性について考えると動揺してしまう	☐	☐	☐	SA
3.	セックスは汚いと思う	☐	☐	☐	SA
4.	セックスについて二度と考えないでいられればと思う	☐	☐	☐	SA
5.	セックスについての話しを聞くのは嫌だ	☐	☐	☐	SA
6.	セックスなんてなければいいのにと思う	☐	☐	☐	SA
11.	お風呂に入ったり着替えたりするときに、着物を脱ぐと不安になる	☐	☐	☐	SA

このページは臨床での個人使用であれば、購入者は複写可能
From: C.Wekerle, A.L.Miller, D.A.Wolfe, & C.Spindel: Childhood Maltreament ©2006 Hogrefe & Huber Publishers

番号	項目	あてはまらない	ときどきもしくは少しあてはまる	しばしばもしくはとてもあてはまる	尺度
15.	周りに異性がいると怖い	☐	☐	☐	SA
性衝動（ER）					
2.	テレビでキスシーンを見るとセクシーな気分になるときがある	☐	☐	☐	ER
7.	友人たちよりも性に対する関心が強いと思う	☐	☐	☐	ER
8.	性的なことを考えたくない時にも，どうしても考えてしまう	☐	☐	☐	ER
9.	私はセクシーな服を着るのが好きだ	☐	☐	☐	ER
10.	友達にHなことを言って問題になったことがある	☐	☐	☐	ER
12.	雑誌やテレビでヌードを見るのが好きだ	☐	☐	☐	ER
13.	Hなことを言うと興奮する	☐	☐	☐	ER
14.	友達とHなゲームをするのが好きだ	☐	☐	☐	ER
12歳以上の青年に対する性に関する項目（12歳以上）					
危険な思考（RT）					
16.	自分を悩ます性的な想像がある	☐	☐	☐	RT
19.	ボーイフレンド（ガールフレンド）がいるのはとても重要なことだ	☐	☐	☐	RT
22.	性行為が寂しさを消してくれる	☐	☐	☐	RT
23.	男の子（女の子）にとって自分がセクシーだと思えることは重要だと思う	☐	☐	☐	RT
29.	私は10代で妊娠しても困らないと思う	☐	☐	☐	RT
31.	何かしてくれたら（夕食をおごってくれたり映画に連れて行ってくれたりしたら），セックスを断りづらいだろう	☐	☐	☐	RT

このページは臨床での個人使用であれば，購入者は複写可能
From:C.Wekerle,A.L.Miller,D.A.Wolfe,& C.Spindel:Childhood Maltreament ©2006 Hogrefe & Huber Publishers

番号	項目	あてはまらない	ときどきもしくは少しあてはまる	しばしばもしくはとてもあてはまる	尺度
危険な行動（RB）					
17.	自分の性行動が原因で問題に巻き込まれたことがある	☐	☐	☐	RB
21.	どう断ったらいいかわからないので、他の子と性的なことをしたことがある	☐	☐	☐	RB
32.	酔いすぎて同意していないセックスを男の子にされたことがある	☐	☐	☐	RB
性衝動（ER）					
18.	私はセックスについて考えすぎる	☐	☐	☐	ER
20.	セックスについて考えると興奮する	☐	☐	☐	ER
同年代の圧力（PP）					
24.	私の友人の大半はセックスの経験がある	☐	☐	☐	PP
26.	私の学校の友人はセックスがかっこいいと思っている	☐	☐	☐	PP
27.	性的なことをするのは私にとっては大抵苦痛である	☐	☐	☐	PP
性的エンパワーメント（S-EMP）					
25.	性的なことについて話しても大丈夫だと信頼できる人が私にいる	☐	☐	☐	S-EMP
28.	10代の子は性感染症に注意すべきである	☐	☐	☐	S-EMP
30.	性交渉の相手に躊躇なくコンドームを使うように言える	☐	☐	☐	S-EMP
33.	デートした相手がレイプしようとしたら、叫んで逃げ出そうとするだろう	☐	☐	☐	S-EMP
34.	女の子はずっと年上の男の子とのデートには慎重でなければならないと思う	☐	☐	☐	S-EMP

このページは臨床での個人使用であれば，購入者は複写可能
From: C.Wekerle, A.L.Miller, D.A.Wolfe, & C.Spindel: Childhood Maltreament ©2006 Hogrefe & Huber Publishers

番号	項目	あてはまらない	ときどきもしくは少しあてはまる	しばしばもしくはとてもあてはまる	尺度
35.	性交経験のある女の子は妊娠しないように注意する義務があると思う	☐	☐	☐	S-EMP

児童用暴力被害経験質問紙（The Childhood Experiences of Violence Questionnaire）

児童用暴力被害経験質問紙（The Childhood Experiences of Violence Questionnaire; CEVQ（Walsh et al., 2008））は子どもの虐待経験についての自己報告をアセスメントする道具として開発されている。CEVQは児童ネグレクトは測定していない。CEVQは虐待された経験を測定する18項目で構成されている（仲間の暴力―2項目，CPA―8項目，CSA―5項目，心理的虐待－1項目，身体的懲罰－1項目，家庭内暴力を見ること－2項目）。回数についての回答選択肢は「まったくなかった」から「10回以上」までになっている。虐待加害者，虐待の程度，虐待の始まり，そして虐待期間についてなどの質問からなっている。下位尺度（子どもの身体的虐待尺度のCPAと，子どもの性的虐待のCSA）と総合得点が算出されるようになっている。CEVQの各下位尺度の級内相関係数は，CPAと重症CPS，CSAと重症CSAのそれぞれで，.85, .77, .92, .87である。また，CPAとCSAのそれぞれの質問項目は専門家が分類したもので，臨床家と自己報告との一致率を示すカッパー係数はCPAと重症CPS，およびCSAと重症CSAのそれぞれで，.67, .64, .70, .50である。CPAや重症CPAを報告した子どもほど，情動障害や行動障害が有意に高くなっている。報告義務がある面接で用いられる場合には，完全に守秘されるわけではないことに気をつけなければならない。この質問紙は匿名での大規模調査のために開発されたものであり，大規模調査の場合には人物を特定することができないようになっている。他のアセスメントパッケージと同様に，調査直後もしくは後日でもブリーフィングできる機会を設けてそれを記入しておくことや，緊急連絡先などが書かれたヘルプ・シートを持って帰れるようにしておくことが重要である。ヘルプ・シートには助けになるインターネットのサイトや24時間のホットラインなどが記入されていることが望ましい。匿名で答えてくれたクライエントの関心にあった，明確な情報が提供される必要がある。

児童用暴力被害経験質問紙
Childhood Experiences of Violence Questionnaire

私に起こったこと

　この質問紙では，学校や，近所，および家族の中で，あなたに起こったかもしれないことを質問しています。あなたが怪我をしたり，怪我をしそうになった状況などについて質問しています。あなたの回答は完全に守秘されます。あなたの回答は他の人には漏れません。私たちはあなたのこの質問紙への回答について誰にも話しません。もしあなたが，それらの経験について誰かに相談したくなったら，ヘルプ・シートを参照してください。

　この質問紙には名前を書かないでください。

生年月日　　　年　　月　　日
男性・女性

回答を始める前に以下の練習をしてみてください。
該当する○を●のように黒く塗りつぶして回答して下さい
以下のようなチェックや×をつけるのでは回答になりません
⊘
⊗

練習
1．ときどきひどい風邪にかかったりインフルエンザにかかったりします。いままでにそのようなことが何回くらいありましたか？ 　○1回もない（この回答の場合は質問2に進むこと） 　○1〜2回 　○3〜5回 　○6〜10回 　○10回以上
a．いつごろそうなりましたか？　当てはまるところすべての○を塗りつぶしてください。 　○小学校入学前 　○小学生の時 　○中学生の時 　○高校生の時 　○現在もよくかかる
b．その時に医者にかかりましたか？ 　○はい 　○いいえ

このページは臨床での個人使用であれば，購入者は複写可能
From:C.Wekerle,A.L.Miller,D.A.Wolfe,& C.Spindel:Childhood Maltreament ©2006 Hogrefe & Huber Publishers

c. 誰かにそのことを話しましたか？
○はい
○いいえ

d. 前の質問で「はい」に回答した場合，誰に話しましたか？ 言った人すべての○を塗りつぶしてください。
○親／継母・継父／その他保護者
○担任の先生／その他の先生
○児童保護の専門家
○友人
○その他　　　　　誰か書くこと＿＿＿＿＿＿

2．もし質問1で「1回もない」の回答だった人は，ここを読むこと。
もし質問1で「1～2回」，「3～5回」，「6～10回」，「10回以上」に回答した人は，a，b，c，dの質問に回答してからここを読んでください。次に，ページをめくって質問1から回答し始めてください。

1．嫌がらせを言ったり意地悪をしたりする子に目をつけられたり困らされたりすることがあります。
あなたには今までに何回そういうことがありましたか？
○1回もない（この回答だった人は質問2に進むこと）
○1～2回
○3～5回
○6～10回
○10回以上

a．いつそれが起きましたか？ 当てはまる時すべての○を塗りつぶしてください。
○小学校入学前
○小学生の時
○中学生の時
○高校生の時
○現在もそうなっている

b．誰があなたにそうしましたか？ 当てはまる時すべての○を塗りつぶしてください。
○兄弟／姉妹／異母兄弟／異母姉妹
○学校の子
○近所の子
○ボーイフレンド／ガールフレンド
○その他　　　　　誰か書くこと　＿＿＿＿＿＿

2.	ときどき他の子や他の子たちにつきとばされたり，叩かれたりすることがあります。 そういうことがこれまで何回ありましたか？ ○1回もない（この回答の場合は質問3に進むこと） ○1～2回 ○3～5回 ○6～10回 ○10回以上
a.	いつそれが起きましたか？　当てはまる時すべての○を塗りつぶしてください。 ○小学校入学前 ○小学生の時 ○中学生の時 ○高校生の時 ○現在もそうなっている
b.	誰があなたにそうしましたか？　当てはまる時すべての○を塗りつぶしてください。 ○兄弟／姉妹／異母兄弟／異母姉妹 ○学校の子 ○近所の子 ○ボーイフレンド／ガールフレンド ○その他　　　　　誰か書くこと　＿＿＿＿＿
c.	そのために医者にかかりましたか？ ○いいえ ○はい
3.	あなたの親（もしくは継母，継父，その他保護者）がお互いに，または親の誰かが家の中で他の人に嫌がらせを言ったり意地悪をしているのを今までに何回見たり聞いたりしましたか？ ○1回もない（この回答の場合は質問4に進むこと） ○1～2回 ○3～5回 ○6～10回 ○10回以上
a.	いつそれが起きましたか？　当てはまる時すべての○を塗りつぶしてください。 ○小学校入学前 ○小学生の時 ○中学生の時 ○高校生の時 ○現在もそうなっている

このページは臨床での個人使用であれば，購入者は複写可能
From:C.Wekerle,A.L.Miller,D.A.Wolfe,& C.Spindel:Childhood Maltreament ©2006 Hogrefe & Huber Publishers

4.	あなたの親（もしくは継母，継父，その他保護者）がお互いに，または親の誰かが家の中で他の人を，ぶっているのを何回見たり聞いたりしましたか？ ○1回もない（この回答の場合は質問5に進むこと） ○1〜2回 ○3〜5回 ○6〜10回 ○10回以上
a.	いつそれが起きましたか？　当てはまる時すべての○を塗りつぶしてください。 ○小学校入学前 ○小学生の時 ○中学生の時 ○高校生の時 ○現在もそうなっている
b.	そのために警察が来たことがありましたか？ ○いいえ ○はい
c.	そのために誰かが病院に行きましたか？ ○いいえ ○はい
d.	そのことをこれまでに誰かに話したことがありますか？ ○いいえ ○はい
e.	前の質問で「はい」に回答した場合，誰に話しましたか？　言った人すべての○を塗りつぶしてください。 ○親／継母・継父／保護者 ○担任の先生／その他の先生 ○児童保護の専門家 ○友人 ○その他　　　　　誰か書くこと＿＿＿＿＿＿
5.	今までに何回，あなたの親（もしくは継母や継父か，その他保護者）があなたに嫌がらせをしたり意地悪をしたりしましたか？ ○1回もない（この回答の場合は質問6に進むこと） ○1〜2回 ○3〜5回 ○6〜10回 ○10回以上

a.	いつそれが起きましたか？　当てはまる時すべての○を塗りつぶしてください。 ○小学校入学前 ○小学生の時 ○中学生の時 ○高校生の時 ○現在もそうされている
6.	今までに何回大人に尻や手をたたかれたことがありますか？ ○1回もない（この回答の場合は質問7に進むこと） ○1～2回 ○3～5回 ○6～10回 ○10回以上
a.	いつそれが起きましたか？　当てはまる時すべての○を塗りつぶしてください。 ○小学校入学前 ○小学生の時 ○中学生の時 ○高校生の時 ○現在もそうされている
b.	誰にそうされましたか？　そうした人すべての○を塗りつぶしてください。 ○父親 ○母親 ○継父／母親のボーイフレンド ○継母／父親のガールフレンド ○親戚　　　　　誰か書くこと＿＿＿＿＿＿＿＿ 　　　　　　　　その人は　　○男 　　　　　　　　　　　　　　○女 　　　　　　　　その人は　　○10代 　　　　　　　　　　　　　　○成人 ○その他　　　　誰か書くこと＿＿＿＿＿＿＿＿ 　　　　　　　　その人は　　○男 　　　　　　　　　　　　　　○女 　　　　　　　　その人は　　○10代 　　　　　　　　　　　　　　○成人

7. 今までに何回大人に，びんたされたり，頭を叩かれたりしましたか？
   ○1回もない（この回答の場合は質問8に進むこと）
   ○1～2回
   ○3～5回
   ○6～10回
   ○10回以上

a. いつそれが起きましたか？　当てはまる時すべての○を塗りつぶしてください。
   ○小学校入学前
   ○小学生の時
   ○中学生の時
   ○高校生の時
   ○現在もそうされている

b. 誰にそうされましたか？　そうした人すべての○を塗りつぶしてください。
   ○父親
   ○母親
   ○継父／母親のボーイフレンド
   ○継母／父親のガールフレンド
   ○親戚　　　　　誰か書くこと_____
   　　　　　　　　その人は　　　○男
   　　　　　　　　　　　　　　　○女
   　　　　　　　　その人は　　　○10代
   　　　　　　　　　　　　　　　○成人
   ○その他　　　　誰か書くこと_____
   　　　　　　　　その人は　　　○男
   　　　　　　　　　　　　　　　○女

8. 今までに何回大人に，ベルトや木の棒など硬いもので叩かれましたか？
   ○1回もない（この回答の場合は質問9に進むこと）
   ○1～2回
   ○3～5回
   ○6～10回
   ○10回以上

a. いつそれが起きましたか？　当てはまる時すべての○を塗りつぶしてください。
   ○小学校入学前
   ○小学生の時
   ○中学生の時
   ○高校生の時
   ○現在もそうされている

b. 誰にそうされましたか？ そうした人すべての○を塗りつぶしてください。
　○父親
　○母親
　○継父／母親のボーイフレンド
　○継母／父親のガールフレンド
　○親戚　　　　　　誰か書くこと＿＿＿＿＿＿＿＿＿＿
　　　　　　　　　　その人は　　　　○男
　　　　　　　　　　　　　　　　　　○女
　　　　　　　　　　その人は　　　　○10代
　　　　　　　　　　　　　　　　　　○成人
　○その他　　　　　誰か書くこと＿＿＿＿＿＿＿＿＿＿
　　　　　　　　　　その人は　　　　○男
　　　　　　　　　　　　　　　　　　○女

9. 今までに何回，あなたを傷つけようとした大人に，突き飛ばされたり，わしづかみにされたり，押し倒されたりしましたか？
　○1回もない（この回答の場合は質問10に進むこと）
　○1～2回
　○3～5回
　○6～10回
　○10回以上

a. いつそれが起きましたか？ 当てはまる時すべての○を塗りつぶしてください。
　○小学校入学前
　○小学生の時
　○中学生の時
　○高校生の時
　○現在もそうされている

b.	誰にそうされましたか？　そうした人すべての○を塗りつぶしてください。 ○父親 ○母親 ○継父／母親のボーイフレンド ○継母／父親のガールフレンド ○親戚　　　　　誰か書くこと＿＿＿＿＿＿＿ 　　　　　　　　　その人は　　○男 　　　　　　　　　　　　　　　○女 　　　　　　　　　その人は　　○10代 　　　　　　　　　　　　　　　○成人 ○その他　　　　誰か書くこと＿＿＿＿＿＿＿ 　　　　　　　　　その人は　　○男 　　　　　　　　　　　　　　　○女
c.	そのために医者にかかったことがありますか？ ○いいえ ○はい
d.	誰かにそのことを話しましたか？ ○はい ○いいえ
e.	前の質問で「はい」に回答した場合，誰に話しましたか？　言った人すべての○を塗りつぶしてください。 ○親／継母・継父／保護者 ○担任の先生／その他の先生 ○児童保護の専門家 ○友人 ○その他　　　　誰か書くこと＿＿＿＿＿＿＿
10.	今までに何回大人に，物をなげつけられたことがありますか？ ○1回もない（この回答の場合は質問11に進むこと） ○1～2回 ○3～5回 ○6～10回 ○10回以上
a.	いつそれが起きましたか？　当てはまる時すべての○を塗りつぶしてください。 ○小学校入学前 ○小学生の時 ○中学生の時 ○高校生の時 ○現在もそうされている

b.	誰にそうされましたか？ そうした人すべての○を塗りつぶしてください。 ○父親 ○母親 ○継父／母親のボーイフレンド ○継母／父親のガールフレンド ○親戚　　　　　　誰か書くこと＿＿＿＿＿＿＿＿ 　　　　　　　　その人は　　○男 　　　　　　　　　　　　　　○女 　　　　　　　　その人は　　○10代 　　　　　　　　　　　　　　○成人 ○その他　　　　　誰か書くこと＿＿＿＿＿＿＿＿ 　　　　　　　　その人は　　○男 　　　　　　　　　　　　　　○女
c.	そのために医者にかかったことがありますか？ ○いいえ ○はい
d.	誰かにそのことを話しましたか？ ○はい ○いいえ
e.	前の質問で「はい」に回答した場合，誰に話しましたか？ 言った人すべての○を塗りつぶしてください。 ○親／継母・継父／保護者 ○先生／担任の先生 ○児童保護の専門家 ○友人 ○その他　　　　　誰か書くこと＿＿＿＿＿＿＿＿
11.	今までに何回，あなたを傷つけようとした大人に，蹴られたり，押し倒されたり，殴られたりしましたか？ ○1回もない（この回答の場合は質問12に進むこと） ○1〜2回 ○3〜5回 ○6〜10回 ○10回以上

このページは臨床での個人使用であれば，購入者は複写可能
From:C.Wekerle,A.L.Miller,D.A.Wolfe,& C.Spindel:Childhood Maltreament ©2006 Hogrefe & Huber Publishers

a.	いつそれが起きましたか？　当てはまる時すべての○を塗りつぶしてください。 ○小学校入学前 ○小学生の時 ○中学生の時 ○高校生の時 ○現在もそうされている
b.	誰にそうされましたか？　そうした人すべての○を塗りつぶしてください。 ○父親 ○母親 ○継父／母親のボーイフレンド ○継母／父親のガールフレンド ○親戚　　　　　誰か書くこと＿＿＿＿＿＿＿＿ 　　　　　　　その人は　　　○男 　　　　　　　　　　　　　　○女 　　　　　　　その人は　　　○10代 　　　　　　　　　　　　　　○成人 ○その他　　　　誰か書くこと＿＿＿＿＿＿＿＿ 　　　　　　　その人は　　　○男 　　　　　　　　　　　　　　○女
c.	そのために医者にかかったことがありますか？ ○いいえ ○はい
d.	誰かにそのことを話しましたか？ ○はい ○いいえ
e.	前の質問で「はい」に回答した場合，誰に話しましたか？　言った人すべての○を塗りつぶしてください。 ○親／継母・継父／保護者 ○先生／担任の先生 ○児童保護の専門家 ○友人 ○その他　　　　　　誰か書くこと＿＿＿＿＿＿＿＿

12.	今までに何回，あなたを傷つけようとした大人に，首を絞められたり，火傷させられたり，その他身体的暴行を受けたことがありますか？ ○1回もない（この回答の場合は質問13に進むこと） ○1〜2回 ○3〜5回 ○6〜10回 ○10回以上
a.	いつそれが起きましたか？　当てはまる時すべての○を塗りつぶしてください。 ○小学校入学前 ○小学生の時 ○中学生の時 ○高校生の時 ○現在もそうされている
b.	誰にそうされましたか？　そうした人すべての○を塗りつぶしてください。 ○父親 ○母親 ○継父／母親のボーイフレンド ○継母／父親のガールフレンド ○親戚　　　　　誰か書くこと＿＿＿＿＿＿＿＿＿＿ 　　　　　　　　その人は　　○男 　　　　　　　　　　　　　　○女 　　　　　　　　その人は　　○10代 　　　　　　　　　　　　　　○成人 ○その他　　　　誰か書くこと＿＿＿＿＿＿＿＿＿＿ 　　　　　　　　その人は　　○男 　　　　　　　　　　　　　　○女
c.	そのときにナイフやけん銃のような武器が使われたことがありますか？ ○いいえ ○はい
d.	そのために医者にかかったことはありますか？ ○はい ○いいえ
e.	誰かにそのことを話しましたか？ ○はい ○いいえ

f．前の質問で「はい」に回答した場合，誰に話しましたか？ 言った人すべての○を塗りつぶしてください。 　○親／継母・継父／保護者 　○先生／担任の先生 　○児童保護の専門家 　○友人 　○その他　　　　　誰か書くこと＿＿＿＿＿＿＿＿
13．今までにあなたが望まないのに陰部を見せられたことがありますか？ 　○いいえ（いいえの場合は質問 14 に進むこと） 　○はい
a．それは何回ありましたか？ 　○1～2回 　○3～5回 　○6～10回 　○10回以上
b．いつそれが起きましたか？ 当てはまる時すべての○を塗りつぶしてください。 　○小学校入学前 　○小学生の時 　○中学生の時 　○高校生の時 　○現在もそうされている
c．誰にそうされましたか？ そうした人すべての○を塗りつぶしてください。 　○父親 　○母親 　○継父／母親のボーイフレンド 　○継母／父親のガールフレンド 　○親戚　　　　　誰か書くこと＿＿＿＿＿＿＿＿ 　　　　　　　　その人は　　　○男 　　　　　　　　　　　　　　　○女 　　　　　　　　その人は　　　○10代 　　　　　　　　　　　　　　　○成人 　○その他　　　　誰か書くこと＿＿＿＿＿＿＿＿ 　　　　　　　　その人は　　　○男 　　　　　　　　　　　　　　　○女

d.	誰かにそのことを話しましたか？ ○はい ○いいえ
e.	前の質問で「はい」に回答した場合，誰に話しましたか？ 言った人すべての○を塗りつぶしてください。 ○親／継母・継父／保護者 ○先生／担任の先生 ○児童保護の専門家 ○友人 ○その他　　　　　　誰か書くこと＿＿＿＿＿＿＿＿＿
14.	今までにあなたが望まないのに，あなたの陰部を見せるようにさせられたことがありますか？ ○いいえ（いいえの場合は質問15に進むこと） ○はい
a.	それは何回ありましたか？ ○1～2回 ○3～5回 ○6～10回 ○10回以上
b.	いつそれが起きましたか？ 当てはまる時すべての○を塗りつぶしてください。 ○小学校入学前 ○小学生の時 ○中学生の時 ○高校生の時 ○現在もそうされている
c.	誰にそうされましたか？ そうした人すべての○を塗りつぶしてください。 ○父親 ○母親 ○継父／母親のボーイフレンド ○継母／父親のガールフレンド ○親戚　　　　　誰か書くこと＿＿＿＿＿＿＿＿＿ 　　　　　　　その人は　　○男 　　　　　　　　　　　　　○女 　　　　　　　その人は　　○10代 　　　　　　　　　　　　　○成人 ○その他　　　　誰か書くこと＿＿＿＿＿＿＿＿＿ 　　　　　　　その人は　　○男 　　　　　　　　　　　　　○女

d.	誰かにそのことを話しましたか？ ○はい ○いいえ
e.	前の質問で「はい」に回答した場合，誰に話しましたか？ 言った人すべての○を塗りつぶしてください。 ○親／継母・継父／保護者 ○先生／担任の先生 ○児童保護の専門家 ○友人 ○その他　　　　　誰か書くこと＿＿＿＿＿＿
15.	今までにあなたが望まないのに，脅されてセックスをさせられたことがありますか ○いいえ（いいえの場合は質問16に進むこと） ○はい
a.	それは何回ありましたか？ ○1～2回 ○3～5回 ○6～10回 ○10回以上
b.	いつそれが起きましたか？ 当てはまる時すべての○を塗りつぶしてください。 ○小学校入学前 ○小学生の時 ○中学生の時 ○高校生の時 ○現在もそうされている
c.	誰にそうされましたか？ そうした人すべての○を塗りつぶしてください。 ○父親 ○母親 ○継父／母親のボーイフレンド ○継母／父親のガールフレンド ○親戚　　　　　誰か書くこと＿＿＿＿＿＿ 　　　　　　　　その人は　　○男 　　　　　　　　　　　　　　○女 　　　　　　　　その人は　　○10代 　　　　　　　　　　　　　　○成人 ○その他　　　　　誰か書くこと＿＿＿＿＿＿ 　　　　　　　　その人は　　○男 　　　　　　　　　　　　　　○女

d.	そのことで医者にかかりましたか？ ○いいえ ○はい
e.	誰かにそのことを話しましたか？ ○はい ○いいえ
f.	前の質問で「はい」に回答した場合，誰に話しましたか？ 言った人すべての○を塗りつぶしてください。 ○親／継母・継父／保護者 ○先生／担任の先生 ○児童保護の専門家 ○友人 ○その他　　　　　誰か書くこと＿＿＿＿＿＿＿＿
16.	今までにあなたが望まないのに，あなたの陰部をさわられたり，相手の陰部をさわらさせられたりしたことがありますか？ ○いいえ（いいえの場合は質問17に進むこと） ○はい
a.	それは何回ありましたか？ ○1～2回 ○3～5回 ○6～10回 ○10回以上
b.	いつそれが起きましたか？ 当てはまる時すべての○を塗りつぶしてください。 ○小学校入学前 ○小学生の時 ○中学生の時 ○高校生の時 ○現在もそうされている

c. 誰にそうされましたか？ そうした人すべての○を塗りつぶしてください。
   ○父親
   ○母親
   ○継父／母親のボーイフレンド
   ○継母／父親のガールフレンド
   ○親戚　　　　　　誰か書くこと＿＿＿＿＿＿
   　　　　　　　　　その人は　　○男
   　　　　　　　　　　　　　　　○女
   　　　　　　　　　その人は　　○10代
   　　　　　　　　　　　　　　　○成人
   ○その他　　　　　誰か書くこと＿＿＿＿＿＿
   　　　　　　　　　その人は　　○男
   　　　　　　　　　　　　　　　○女

d. そのことで医者にかかりましたか？
   ○いいえ
   ○はい

e. 誰かにそのことを話しましたか？
   ○はい
   ○いいえ

f. 前の質問で「はい」に回答した場合，誰に話しましたか？ 言った人すべての○を塗りつぶしてください。
   ○親／継母・継父／保護者
   ○先生／担任の先生
   ○児童保護の専門家
   ○友人
   ○その他　　　　　誰か書くこと＿＿＿＿＿＿

17. 今までにあなたが望まないのに，セックスをさせられたり，何らかの方法でセックスを強要されたりしたことがありますか？
    ○いいえ（いいえの場合は質問18に進むこと）
    ○はい

a. それは何回ありましたか？
   ○1～2回
   ○3～5回
   ○6～10回
   ○10回以上

b．	いつそれが起きましたか？　当てはまる時すべての○を塗りつぶしてください。 ○小学校入学前 ○小学生の時 ○中学生の時 ○高校生の時 ○現在もそうされている
c．	誰にそうされましたか？　そうした人すべての○を塗りつぶしてください。 ○父親 ○母親 ○継父／母親のボーイフレンド ○継母／父親のガールフレンド ○親戚　　　　　　誰か書くこと_____ 　　　　　　　　その人は　　○男 　　　　　　　　　　　　　○女 　　　　　　　　その人は　　○10代 　　　　　　　　　　　　　○成人 ○その他　　　　　誰か書くこと_____ 　　　　　　　　その人は　　○男 　　　　　　　　　　　　　○女
d．	そのことで医者にかかりましたか？ ○いいえ ○はい
e．	誰かにそのことを話しましたか？ ○はい ○いいえ
f．	前の質問で「はい」に回答した場合，誰に話しましたか？　言った人すべての○を塗りつぶしてください。 ○親／継母・継父／保護者 ○先生／担任の先生 ○児童保護の専門家 ○友人 ○その他　　　　　誰か書くこと_____
18．	今までにあなたが望まないのに，セックスに関連した雑誌や写真，およびビデオやインターネット・サイトなどを見させられたことがありますか？ ○いいえ（いいえの場合は質問19に進むこと） ○はい

このページは臨床での個人使用であれば，購入者は複写可能
From:C.Wekerle,A.L.Miller,D.A.Wolfe,& C.Spindel:Childhood Maltreament ©2006 Hogrefe & Huber Publishers

a.	それは何回ありましたか？ ○ 1～2回 ○ 3～5回 ○ 6～10回 ○ 10回以上
b.	いつそれが起きましたか？　当てはまる時すべての○を塗りつぶしてください。 ○ 小学校入学前 ○ 小学生の時 ○ 中学生の時 ○ 高校生の時 ○ 現在もそうされている
c.	誰にそうされましたか？　そうした人すべての○を塗りつぶしてください。 ○ 父親 ○ 母親 ○ 継父／母親のボーイフレンド ○ 継母／父親のガールフレンド ○ 親戚　　　　　誰か書くこと_____ 　　　　　　　　その人は　　　　○ 男 　　　　　　　　　　　　　　　　○ 女 　　　　　　　　その人は　　　　○ 10代 　　　　　　　　　　　　　　　　○ 成人 ○ その他　　　　誰か書くこと_____ 　　　　　　　　その人は　　　　○ 男 　　　　　　　　　　　　　　　　○ 女
d.	誰かにそのことを話しましたか？ ○ はい ○ いいえ
e.	前の質問で「はい」に回答した場合，誰に話しましたか？　言った人すべての○を塗りつぶしてください。 ○ 親／継母・継父／保護者 ○ 先生／担任の先生 ○ 児童保護の専門家 ○ 友人 ○ その他　　　　誰か書くこと_____

8．付録：ツールと資料　　117

19．この質問に回答するのは難しかったですか？
1　　2　　3　　4　　5　　6　　7
○　　○　　○　　○　　○　　○　　○
とても簡単だった　　　　　　　　　　　　　　　　　　とても難しかった
20．この質問に安心して回答できましたか？
1　　2　　3　　4　　5　　6　　7
○　　○　　○　　○　　○　　○　　○
全く安心できなかった　　　　　　　　　　　　　　とても安心して回答できた
21．この質問に回答するのはどのくらい心が痛みましたか
1　　2　　3　　4　　5　　6　　7
○　　○　　○　　○　　○　　○　　○
全く痛まなかった　　　　　　　　　　　　　　　　　　非常に痛んだ

これで終わりです

　以上の質問に回答していただきありがとうございました。いくつかの質問は不快な質問だったかもしれません。何か気がかりなことがあり相談したい場合には，ヘルプ・シートにある地域の相談機関に相談してください。

このページは臨床での個人使用であれば，購入者は複写可能
From:C.Wekerle,A.L.Miller,D.A.Wolfe,& C.Spindel:Childhood Maltreament ©2006 Hogrefe & Huber Publishers

監訳者あとがき

　我が国においては，2000年の児童虐待防止法の制定から始まり，2004年の児童虐待防止法と児童福祉法の改正とそれに伴う要保護児童対策地域協議会の設置，2007年の児童相談所運営指針等の見直し，2008年の児童虐待防止法と児童福祉法の再度の改正などを経て，児童虐待防止の公的取り組みが進められてきている。その結果，児童養護施設や情緒障害児短期治療施設，児童自立支援施設への，被虐待児の入所数が増加している。しかし，虐待からの保護児童の入所数が増加するにつれて，虐待の問題は被虐待児を虐待環境から保護すれば解決するわけではないことが明らかとなってきた。つまり，被虐待児にはPTSDをはじめとする精神医学的な障害も見受けられることがあるためである。我が国の児童虐待に関する施策の問題点は，被虐待児の精神医学的な障害に対する治療法の確立や普及が十分ではないまま，保護のみが推進されてきたという点にあると考えられる。

　そのような状況において，本書は，児童虐待防止に関わる専門家に，児童虐待に関する最新の研究成果と，精神医学的な障害に罹患してしまった被虐待児への，エビデンスに基づく治療法を解説した，我が国の児童虐待対策の向上にはなくてはならない書であると考えられる。養育者への介入と，養育者間の関係調整も，児童虐待に関する介入パッケージの重要な要素であるものの，本書にも記述されている通り，どうすれば虐待する親に虐待を止めさせられるかについては，専門家でもあまりよくわかっていないのである。そのため，保護が推進されているとも考えられるが，精神医学的な障害に罹患してしまった被虐待児の治療の水準がさらに向上することも必要である。虐待の被害者に対する治療法としては，トラウマに焦点を当てた認知行動療法（以下TF-CBTと略記する）が，過去に虐待を受けた親にも，また子どもにも明らかな効果があることが無作為化抽出試験で示されている（Cohen & Deblinger, 2004）。しかし，我が国においては，TF-CBTは未だ十分に普及しているとは言えず，今後我が国においても，本書で紹介されているTF-CBTがさらに普及していくことが望まれる。

　ところで，本書の著者Christine Wekerle博士は現在MacMaster Universityの小児科の准教授であり，Alec L. Miller博士はAlbert-Einstein College of Medicine附属Montefiore Medical Centerの精神科臨床教授であり，David A. Wolfe博士はUniversity of Trontoの精神科と心理学科の教授であり，Carrie B. Spindel博士はNew York Universityの児童青年期精神科の臨床講師である。これらの著者らが，児童虐待に関する基礎から，児童虐待の影響に関する理論，そして児童虐待に関連した精神医学的障害の診断と治療，被虐待児の治療方法までをとてもわかりやすく解説してくれている。特に，症例スケッチでは9歳のロバートの事例が示されており，被虐待児のケアがどのように行われていくかが具体的に理解できる。さらに，巻末には，児童虐待のアセスメント・ツールである，

児童用トラウマ影響尺度II（The Children's Impact of Traumatic Events Scale II（CITES-II；Vetch Wolf, 2002））と，児童用暴力被害経験質問紙（The Childhood Experiences of Violence Questionnaire（CEVQ（Walsh, Macmillan, Trocme, Jamieson, & Boyle, 2008））がついており，購入者はコピーして利用できるようになっている。このように，本書は被虐待児の臨床に従事している方々にとって，非常に実践的な手引書となっている。そのため，監訳者としては，我が国の児童虐待防止に関わる方々に，広く本書を御利用いただければと願っている。

　最後に，本シリーズの監修者である貝谷久宣先生，久保木富房先生，丹野義彦先生には，日ごろからさまざまな形でご指導ご支援いただいている。また本書の翻訳においては，医療法人社団弥生会旭神経内科リハビリテーション病院の矢野啓明先生と，医療法人和楽会赤坂クリニックの野口恭子先生にご協力いただいた。以上の方々に，ここに記して感謝の意を表したい。また，金剛出版出版部の弓手正樹氏には，編集や校正で多大なご助力をいただき，心から感謝している。

2012年1月16日
福井　至

著者紹介

クリスチーヌ・ウィカール（Christine Wekerle, PhD）
　ウェスタンオンタリオ大学（UWO）の教育学，心理学，精神医学の准教授。彼女は，UWO の女性と子どもに対する暴力に関する研究センター（The Centre for Research on Violence Against Women and Children）の助教でもある。ウィカール博士は，過去 10 年間にわたり，物質乱用，カップル間の暴力，暴力の予防と関連して，児童福祉，児童虐待の領域で研究を進めてきた。近年，彼女は青年期の健全な機能と児童保護機関を利用した人たちの暴力の予防に関する研究により，ミッドキャリア賞を受賞した（オンタリオ州女性の健康協議会／CIHR ジェンダーと健康研究所）。

アレック・L・ミラー（Alec L. Miller, PsyD）
　アメリカ心理学会のフェローであり，現在は，精神医学と行動科学の准教授である。児童心理学と青年心理学のチーフを勤めており，青年期の抑うつと自殺予防プログラムを指導している。また，ニューヨーク州ブロンクス区にあるモンテフィオーレ医療センター／アルベルト・アインシュタイン医学校において，PS 8 school を基盤としたメンタルヘルス・プログラムによる臨床サービスの指導も行っている。ミラー博士は，最近 10 年では臨床研究チームに所属し，自殺企図や自傷行為のみられる虐待を受けた青年への弁証法的行動療法の指導を国際的に行ってきた。

デイヴィッド・A・ウルフ（David A. Wolfe, PhD）
　トロント大学で教鞭を執り，アディクション＆メンタルヘルスセンターにおいて，発達精神病理学と子どものメンタルヘルスに関する RBC インベストメントの初代議長を務めている（RBC はロイヤルバンクオブカナダのことであり，日本語でいうとカナダロイヤル銀行となります。RBC Children's Mental Health Project というものがあり，ウルフ博士は RBC インベストメントの議長に 2002 年に就任しています）。彼は，アメリカ心理学会のフェローであり，過去には第 37 部会（児童，青年，家族へのサービス）の会長を務めていたこともあった。ウルフ博士は，児童と青年の異常心理学，特に児童虐待，ドメスティック・バイオレンス，発達精神病理学について幅広い関心を持ち，研究を行っている。これらの内容について，特に幼少期のトラウマと児童，青年，成人早期の発達について多数の著作がある。近年，彼は，児童虐待に関するアメリカ専門学会（American Professional Society on the Abuse of Children）から功労賞を授与され，オンタリオメンタルヘルス財団からは心理学に関する優れた貢献が認められ，ジョンデュワン賞が授与された。

キャリー・B・スピンデル（Carrie B. Spindel, PsyD）
　コーネル大学から理学士号を，イェシーバ大学のファーコフ心理学大学院から臨床心理学の博士号を授与された。スピンデル博士は，虐待を受けた児童，青年に対する認知行動療法を専門としている。2004 年には，彼女は，アメリカ心理学会第 12 部会から優秀学生プラクティス賞を授与された。彼女は現在，ニューヨークのホワイトプレインズにあるウェストチェスター認知行動コンサルタントにてポストドクトラルフェローをしている。

監修者紹介

貝谷久宣（かいや・ひさのぶ）
1943 年　名古屋生まれ。名古屋市立大学医学卒業。マックス・プランク精神医学研究所ミュンヘン留学。岐阜大学医学部神経精神医学教室助教授。自衛隊中央病院神経科部長。現医療法人和楽会理事長。NPO 法人不安・抑うつ臨床研究会代表。NPO 法人東京認知行動療法アカデミー事務局長。第 3 回日本認知療法学会会長。第 1 回日本不安障害学会会長。京都府立医科大学客員教授。
　主著：『パニック障害』（不安・抑うつ臨床研究会編，日本評論社），『不安障害の認知行動療法』（共編，日本評論社），『社交不安障害』（編著，新興医学出版社），『気まぐれ「うつ」病―誤解される非定型うつ病』（単著，筑摩書房），『不安恐怖症のこころ模様―パニック障害患者の心性と人間像』（講談社こころライブラリー，2008）

久保木富房（くぼき・とみふさ）
東京大学名誉教授，医療法人秀峰会　心療内科病院　楽山　名誉院長
1969 年　東京大学医学部保健学科卒。1973 年　東京大学医学部医学科卒。1996 年　東京大学教授（医学部附属病院，心療内科）。2005 年　早稲田大学　先端科学・健康医療融合研究機構　客員教授，東京大学名誉教授，医療法人秀峰会楽山　病院長。2008 年　医療法人秀峰会　心療内科病院　楽山　名誉院長，現在に至る。
日本不安障害学会理事長，日本ストレス学会理事，日本うつ病学会理事など。NPO 法人東京認知行動療法アカデミー学院長
　主著：『不安症の時代』（不安・抑うつ臨床研究会編，日本評論社），『抗不安薬の選び方と使い方』（共著，新興医学出版社），『心療内科』（共編，星和書店）他多数

丹野義彦（たんの・よしひこ）
1978 年，東京大学文学部心理学科卒業。1985 年，群馬大学大学院医学系研究科修了。現在，東京大学大学院総合文化研究科教授。NPO 法人東京認知行動療法アカデミー教務主任理事
　主著：『認知行動アプローチと臨床心理学』（単著，金剛出版，2006），『臨床認知心理学』（共編，東京大学出版会），『うつ病・パーソナリティ障害・不安障害・自閉症への対応』（共編，金子書房），『PTSD・強迫性障害・統合失調症・妄想への対応』（共編，金子書房），『認知療法・認知行動療法事例検討ワークショップ』（共著，星和書店），『臨床と性格の心理学』（共著，岩波書店），『認知行動療法 100 のポイント』（監訳，金剛出版）他多数。

監訳者紹介

福井　至（ふくい・いたる）
東京家政大学／東京家政大学大学院　教授，早稲田大学第一文学部卒。　臨床心理士，博士（人間科学）。早稲田大学人間科学部助手，札幌大学女子短期大学部講師・助教授，北海道女子大学（現　北翔大学）助教授を経て，2002年から東京家政大学／東京家政大学大学院助教授，2008年より現職。日本行動療法学会理事，日本心理学会評議員，日本EMDR学会理事・編集委員会委員長，日本認知療法学会幹事，日本不安障害学会評議員他。

　主著：『認知行動療法ステップアップ・ガイド』（編著，金剛出版），『学習理論と認知行動療法』（編著，培風館），『アニマル・セラピーの理論と実際』（共編，培風館）『抑うつと不安の関係を説明する認知行動モデル』（単著，風間書房），認知行動療法実践カード（単著，こころネット）他多数。

訳者紹介

福井　至
（同上）

矢野啓明（やの・ひろあき）
（旭神経内科リハビリテーション病院）

野口恭子（のぐち・きょうこ）
（医療法人和楽会赤坂クリニック）

エビデンス・ベイスト
心理療法シリーズ
Advances in Psychotherapy　Evidence-Based Practice
❸ 児童虐待

2012年3月20日　印刷
2012年3月30日　発行

著　者　C・ウィカール，A・L・ミラー，
　　　　D・A・ウルフ，C・B・スピンデル
監修者　貝谷久宣，久保木富房，丹野義彦
監訳者　福井　至
発行者　立石正信
印刷／平河工業社　製本／誠製本
発行所　**株式会社金剛出版**
　〒112-0005　東京都文京区水道1-5-16
　電話 03-3815-6661　振替 00120-6-34848

ISBN978-4-7724-1303-9 C3011　　Printed in Japan©2012

http://kongoshuppan.co.jp/

エビデンス・ベイスト 心理療法シリーズ ❶ 双極性障害

貝谷久宣，久保木富房，丹野義彦監修

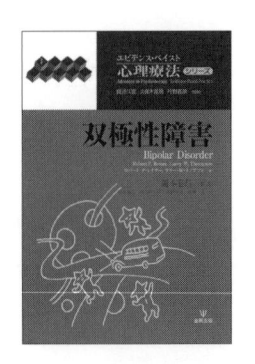

R・P・レイサー，L・W・トンプソン著／岡本泰昌監訳

双極性障害の治療は，急性期だけでなく維持療法期も含めた長期的視点に立った治療選択をする必要がある。本書には，治療の中心となる薬物療法を補完するものとして，認知行動療法などの心理療法について，具体的な技法の解説や臨床場面での応用法などがまとめられている。　　　　　　　　B5判　120頁　2,520円

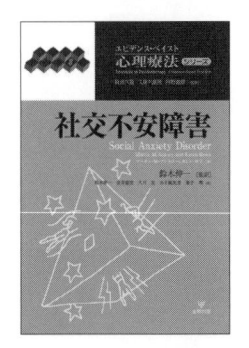

エビデンス・ベイスト 心理療法シリーズ ❽ 社交不安障害

貝谷久宣，久保木富房，丹野義彦監修

M・M・アントニー，K・ロワ著／鈴木伸一監訳

社交不安障害の診断のポイントと病態の特徴，アセスメントツールとその評価方法，治療（認知行動療法プログラム）の構成要素とそれら治療技法の選択に関わる諸要因の影響性についての解説，および症例の紹介など，必要とされる主要な情報がコンパクトに解説されている。　　　　　　　　B5判　120頁　2,520円

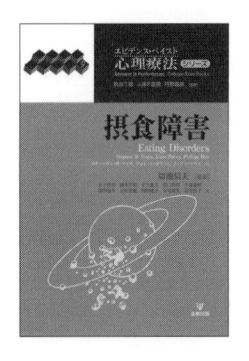

エビデンス・ベイスト 心理療法シリーズ ❾ 摂食障害

貝谷久宣，久保木富房，丹野義彦監修

S・W・トイズ，J・ポリヴィ，P・ヘイ著／切池信夫監訳

シリーズ第一弾の『摂食障害』では，神経性食思不振症（AN），神経性過食症（BN），特定不能の摂食障害（EDNOS）の疫学，診断，アセスメント，また，発症とその維持についての理論的モデルを解説し，臨床場面での認知行動療法を中心としたエビデンスに基づく治療法を提示する。　　　　　　　　B5判　120頁　2,520円

［以下続巻］　　　　　　　　　　　　　　　　　　　　　　　●各巻 2,520円

❷ 強迫性障害
J・S・エイブラモウィッツ［著］／原井宏明［監訳］

❹ 統合失調症
S・M・シルヴァースタイン他［著］／岸本年史［監訳］

❺ ADHD
A・U・リケル，R・T・ブラウン［著］／松見淳子［監訳］

❻ ギャンブル依存
J・P・ウェラン他［著］／福居顯二，土田英人［監訳］

❼ アルコール依存
S・A・メイスト他［著］／福居顯二，土田英人［監訳］

Ψ 金剛出版　〒112-0005　東京都文京区水道1-5-16　　＊価格は税込（5％）です
Tel. 03-3815-6661　Fax. 03-3818-6848　e-mail　kongo@kongoshuppan.co.jp

● http://kongoshuppan.co.jp/ ●

図説 認知行動療法ステップアップ・ガイド

福井 至 編著

　認知行動療法（CBT）は，比較的変えやすい認知と行動を主に変容し，気分や生理反応も含めて総合的に治療していくものであり，現在，治療エビデンスの認められた効果的セラピーとして急速に浸透しつつある。

　本書で特筆すべきは，著者考案によるカードを使った，実施法の紹介やコンピュータを使ったバーチャル・リアリティ・エクスポージャーなど新しい認知行動療法の臨床応用を紹介していることである。

　さらに，恐怖症へのEMDRとエクスポージャー法との併用や，教師，看護職，管理職，SEなどストレスマネジメントの必要な現代の職種への適用まで，CBTの具体的応用を目指したガイドとなっている。

定価 3,990 円

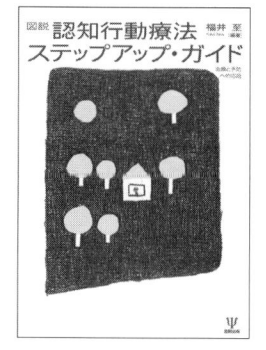

パーソナリティ障害の認知療法

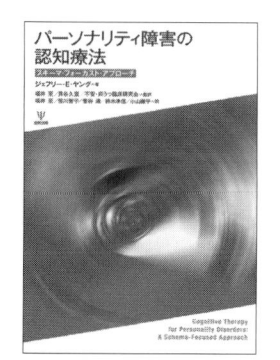

J・E・ヤング著／福井 至，貝谷久宣，不安・抑うつ臨床研究会監訳／
福井 至，笹川智子，菅谷 渚，鈴木孝信，小山徹平訳

　ヤングは，パーソナリティ障害を引き起こすスキーマは患者の子ども時代に形成される「早期不適応的スキーマ」であるとし，18種類のパーソナリティ障害を引き起こすスキーマを特定した。

　本書で紹介されるスキーマ・フォーカスト・アプローチは，治療困難なパーソナリティ障害，慢性的な不安，抑うつの患者に有効な統合的アプローチである。巻末には治療を効果的に進めるために必要な「ヤング・スキーマ質問紙（YSQ）」ほか数々の質問紙すべてを収録し，実践家の手引きとして画期的な内容となっている。

定価 2,730 円

対人援助職のための 認知・行動療法

原井宏明 著

　CBT（認知行動療法）とは，臨床場面での患者の行動の変容を目的として，行動科学を応用したものである。現在，CBTは，心理療法という領域においてエビデンスの王者の地位を確かなものにした。

　本書では，CBTを臨床で使った場合の実例を症例を通じて示すようにした。症例の中で治療を進める過程の考え方や情報の探し方を示し，さらに各章の終わりには演習問題を用意して，読み手が自分で意味を解釈し考え抜くことで評価と治療のテクニックを身につけられるようにデザインされている。著者が臨床現場からフィードバックした多くのスキルをわかりやすく解説したものであり，脱・マニュアルを目指す対人専門職のための恰好の手引き書となるであろう。

定価 3,675 円

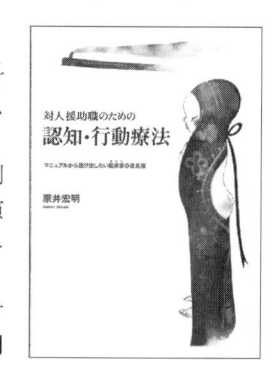

Ψ 金剛出版　〒112-0005　東京都文京区水道1-5-16　　＊価格は税込（5％）です
Tel. 03-3815-6661　Fax. 03-3818-6848　e-mail　kongo@kongoshuppan.co.jp

● http://kongoshuppan.co.jp/ ●

自尊心を育てるワークブック

グレン・R・シラルディ 著／高山 巖 監訳

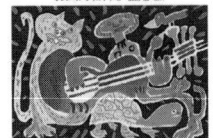

　自尊心は，人間の幸福を決定する重要な要因の一つである。
　本書では，健全な"自尊心"の確立に不可欠な各要素をマスターするために必要なスキルの養成過程がシステマティックに解説される。多くのエピソードを交えながら，読み進むワークブック形式によって，読者は他者とかかわる力を育成することができる。また，本書にちりばめられた質疑応答のテクニックやスキルは，セラピストが認知行動療法面接を進める上でも実地に応用可能なものであり，これらを活用することで，抑うつ・不安，ストレス症状，他人への敵意を軽減することも可能になるであろう。
　行動科学と認知行動療法の原則に基づいた画期的な学習プログラムである。

定価 3,150 円

児童福祉施設における暴力問題の理解と対応

田嶌誠一 著

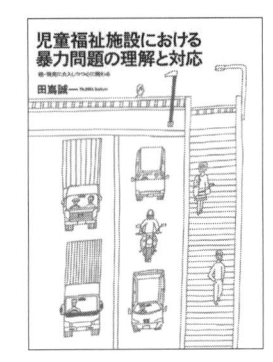

　児童養護施設をはじめとする児童福祉施設における暴力問題は，これまで長い間放置されてきた。暴力にどう対処するか，子どもたちの安心・安全をどう守り抜くかということは，心理臨床，教育領域をはじめ，あらゆる社会的養護の場の存亡に関わる重大且つ困難な課題である。
　本書は，児童養護施設・児童自立支援施設・情緒障害児短期治療施設などの児童福祉施設における，施設内暴力という問題への対応について詳細に論じた画期的大著であり，著者の臨床の到達点である。本書において著者が提唱し実践している「安全委員会方式」は，この問題を見据え，現場での介入方法を具体的に解説した，このうえもなく現実的な対応プログラムと言えよう。

定価 8,925 円

子どもと家族の法と臨床

廣井亮一，中川利彦 編

　離婚，DV，児童虐待，高齢者虐待から扶養，遺産相続をめぐる争いまで，少子化・高齢社会を背景とした家族が直面する紛争は，法的な判断だけでは解決できない。表面的な暴力，モノと金をめぐる対立の背後にある家族の心理をふまえた支援が，いま専門家には求められている。
　本書では法律と心理臨床を両輪として子どもと家族をめぐる問題に取り組んできた現役の弁護士・裁判官と家庭裁判所調査官が集まり，それぞれの領域に関連する法律・制度をふまえ，対処の姿勢と解決に導くための方法を実践に役立つデータとともに基礎から解説する。家族紛争に戸惑うあらゆる専門家のための「法と臨床の協働」入門。

定価 3,570 円

Ψ 金剛出版　〒112-0005　東京都文京区水道1-5-16　＊価格は税込（5％）です
Tel. 03-3815-6661　Fax. 03-3818-6848　e-mail　kongo@kongoshuppan.co.jp

●http://kongoshuppan.co.jp/●

日本版 TSCC（子ども用トラウマ症状チェックリスト）の手引き―その基礎と臨床

西澤 哲，山本知加 著

子どものトラウマ症状を正確・簡単に捉える検査である TSCC の，わが国の現場で使う際のポイントと，その妥当性・有用性を実証する。

● 『日本版 TSCC（子ども用トラウマ症状チェックリスト）の手引き―その基礎と臨床』西澤 哲・山本知加著（本書）：わが国での使い方と解釈のポイント，その基礎となるデータを詳細に示した実践家のための手引き。Ａ５判　110頁　1,890円

● 『TSCC 用紙（全項目版）セット』（男の子用／女の子用）：性虐待などの影響をより詳細に反映する性的関心項目を含む全項目版の TSCC 質問票とプロフィール用紙の 25 組セット。　定価各 3,150 円

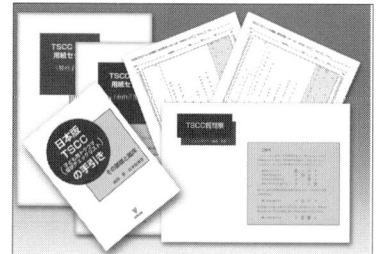

子ども用トラウマ症状チェックリスト（TSCC）専門家のためのマニュアル

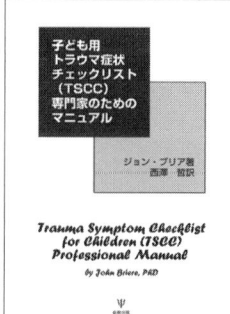

ジョン・ブリア著／西澤 哲訳

TSCC は虐待などトラウマ性体験の子どもへの影響をより正確にもれなく評価できる最新の心理検査である。慢性的なトラウマ体験の子どもへの心理的影響を主たる研究・臨床領域としている著者により開発された本テストが，わが国トラウマ研究の第一人者の手により待望の日本語版として登場！　定価 2,100 円

● 『TSCC-A 用紙セット（男の子用）／（女の子用）』
☆ TSCC-A 質問票＋プロフィール用紙 25 組入　定価各 3,150 円

子どもと若者のための認知行動療法実践セミナー

松丸未来，下山晴彦，ポール・スタラード 著

好評既刊『子どもと若者のための認知行動療法ワークブック』『子どもと若者のための認知行動療法ガイドブック』（金剛出版）が，もっとわかりやすく・使いやすくなるためのシリーズ続篇。「第１部　レクチャー」は，子どもと若者に認知行動療法を試行するためのヒントや工夫が，下山の書き下ろしで紹介される。「第２部　ワークショップ」では，スタラードを迎えたセミナーの記録から，実際にどのように適用するのか，具体例を交えてわかりやすく解説される。そして「第３部　ケース・カンファレンス」では，松丸と下山の共著形式で，認知行動療法を日本の子どもや若者に適用した事例が検討され，「第４部　心理教育プログラム」では，実際の学校の授業で行う認知行動療法を用いた心理教育プログラムが提示される。　定価 2,730 円

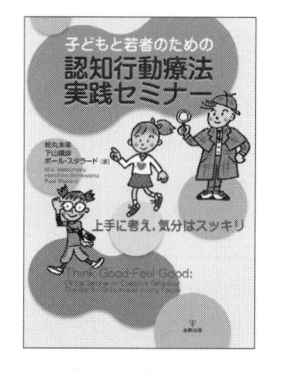

Ψ 金剛出版　〒112-0005　東京都文京区水道1-5-16
Tel. 03-3815-6661　Fax. 03-3818-6848　e-mail　kongo@kongoshuppan.co.jp
＊価格は税込（5％）です

http://kongoshuppan.co.jp/

薬物依存とアディクション精神医学
松本俊彦著　罰や暴力では薬物依存からは回復できない。薬物依存臨床における精神療法や対応のコツ，治療プログラムなど，支援のあり方の実際を解説する。　　　　　　　　　　　　　　　3,780円

パーソナリティ障害：診断と治療のハンドブック
L・スペリー著／近藤喬一，増茂尚志監訳　DSMに準拠した，パーソナリティ障害を理解するための実践的なスタンダード。診断・面接の要諦が事例を交え，わかりやすく解説されている。　　4,830円

子どもの双極性障害
傳田健三著　10年前に刊行し好評を博した「子どものうつ病」の著者が，あらたに「子どもの双極性障害」についてDSM-5ドラフトの知見も踏まえ，平易に解説！　　　　　　　　　　　　　　3,570円

子ども相談・資源活用のワザ
衣斐哲臣著　資源（リソース）を現場でどう有効活用するか。その「テクニック」とそこにある「考え方」を，初学者でもわかりやすいように，子どもと家族が直面する事例を通じて考える。　　2,940円

新訂増補 思春期の心の臨床
青木省三著　好評の前書にその後の臨床的蓄積から加筆・修正を行い，さらに解離性障害，自己破壊的行為，発達障害，薬物療法に関する論考を加えた増補決定版。　　　　　　　　　　　3,990円

家族・夫婦臨床の実践
中村伸一著　一貫して家族・夫婦臨床の現場に携わってきた著者の集大成ともいうべき技法指導書。初回面接・アセスメント・介入のコツを解説する。　　　　　　　　　　　　　　　　　3,990円

薬物・アルコール依存症からの回復支援ワークブック
松本俊彦，小林桜児，今村扶美著　国外で有効性が確認された認知行動療法にもとづく薬物・アルコール依存症からの回復プログラムを使いやすいワークブックとして刊行。　　　　　　　2,520円

認知行動療法の基礎
坂野雄二著　第一線で認知行動療法を実践している坂野雄二先生の論文集。認知行動療法の発想から治療者の感情や人材育成の問題までを網羅した待望の一冊。　　　　　　　　　　　　　2,940円

トラウマとPTSDの心理援助
杉村省吾・本多　修・冨永良喜・高橋　哲編　阪神淡路大震災をはじめとする被害者支援経験者がその省察と実践をつづった，緊急支援実践マニュアル。DVD「こころの傷に寄りそって」を添付。3,990円

ナラティヴ・エクスポージャー・セラピー
M・シャウアー，F・ノイナー，T・エルバート著／森　茂起監訳／明石加代，牧田　潔，森　年恵訳　PTSDの基本知識とともに解説する初のNETマニュアル。　　　　　　　　　　　2,940円

対人援助専門職のための発達障害者支援ハンドブック
柘植雅義，篁　倫子，大石幸二，松村京子編　ライフステージや病態によって多様化する発達障害者をチームで支援するための，幅広い支援者に向けたテクニカル・ハンドブック。　　　　2,940円

TFT思考場療法臨床ケースブック
S・M・コノリー著／森川綾女監訳　プロの臨床においてこそ最大の効果を発揮するTFTを，認知療法，行動療法など既存のセラピーに統合する，専門家向け臨床事例集。　　　　　　　2,940円

認知行動療法を身につける
伊藤絵美，石垣琢麿監修／大島郁葉，安元万佑子著　シリーズ「Challenge the CBT」第2弾。クライエントの症例に応じたオーダーメイド型CBTを学ぶグループとセルフヘルプのための一冊。2,940円

学校における自傷予防
D・ジェイコブ，B・ウォルシュ，M・マックデイド，S・ピジョン著／松本俊彦監訳　本人，保護者，教師が一体となって取り組むプログラムを，実施マニュアルとDVDを用いて解説する。　　2,940円

Ψ 金剛出版　〒112-0005　東京都文京区水道1-5-16　　＊価格は税込（5％）です
Tel. 03-3815-6661　Fax. 03-3818-6848　e-mail　kongo@kongoshuppan.co.jp